皮疹の因数分解・ロジック診断

まぎらわしい炎症性の皮疹を絶対に見間違えない方法

北島康雄
社会医療法人厚生会 木沢記念病院 名誉院長
岐阜大学医学部名誉教授
【著】

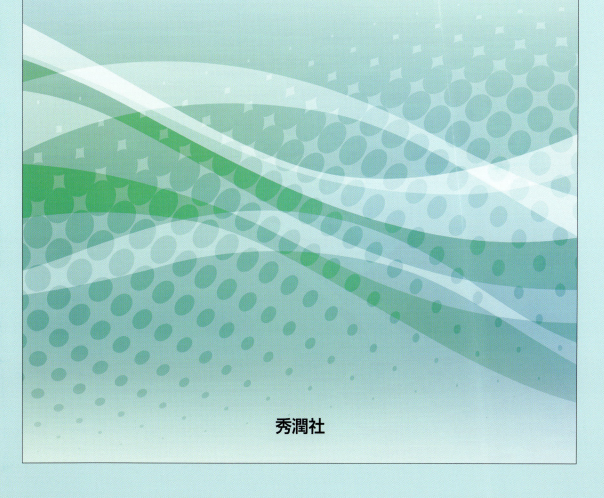

秀潤社

推薦の言葉

　私が東京大学皮膚科に入局した頃，先輩方からは皮膚を診る際は，常に病理組織を考えながら観察せよと教えられたものである．ただ，実診療では皮疹を観察し，さまざまな鑑別診断を考え，必要な場合には生検を行い病理組織学的所見を得る．往々にして皮疹からつけた診断と病理組織学的診断が一致すればそれだけで安心してしまう．一歩踏み込んで，皮膚の所見をより詳細に観察し，またその背景にある病理組織学的所見を想起しながら鑑別診断を行えば，より正確な診断に至ることが可能となるはずある．本書は皮疹の成り立ちをその背景にある皮膚病理組織学的所見からロジカルに解説したものである．数々の症例を呈示しながらその重要性を教えてくれている．

　例えば，正常皮膚においてなぜ病理組織でバスケットウィーヴにみえるのか？また魚鱗癬や炎症性皮膚疾患ではなぜ角層がコンパクトにみえるのか？を最新の生化学的，分子生物学的知見をもとに明確に解説している．

　臨床においては，湿疹，皮膚炎群では接触皮膚炎と脂漏性皮膚炎の違い，脂漏性皮膚炎と皮脂欠乏性湿疹との見分け方，また酒皶様皮膚炎の本質，脂漏性皮膚炎と乾癬の違い，皮脂欠乏性湿疹と菌状息肉症の鑑別など皮膚科専門医でもときに鑑別で悩む疾患の鑑別法を明快に解説されている．さらにSLEや皮膚筋炎の皮疹のなりたちも明確に記述されている．先生のご専門の自己免疫性水疱症についても炎症性と非炎症性に分けられ，それぞれについて最新の科学的知見に基づいた病因論を展開されている．

　また，本書の特徴であるクイズ形式の鑑別診断の章は圧巻で，専門医でも楽しく挑戦できるよう配慮されている．

　本書は皮膚科に入局されたばかりの時代からルーペなどを用いて皮膚を観察することを日課とされ，皮膚病理も常にその病態の本質を探りつづけられた先生が独自の境地を開かれた「北島皮膚科学」の総決算と呼ぶべき一冊である．

　学生には少しむずかしいかもしれないが，専門医を目指す専攻医や，専門医にとっても座右の一冊となるものと考える．

　　　　　　　　　　　　　　　　　　　　山梨大学学長，前 日本皮膚科学会理事長

　　　　　　　　　　　　　　　　　　　　島田 眞路

本書に記載されている内容は，出版時の最新情報に基づくとともに，臨床例をもとに正確かつ普遍化すべく，著者，編者，監修者，編集委員ならびに出版社それぞれが最善の努力をしております．しかし，本書の記載内容によりトラブルや損害，不測の事故等が生じた場合，著者，編者，監修者，編集委員ならびに出版社は，その責を負いかねます．

また，本書に記載されている医薬品や機器等の使用にあたっては，常に最新の各々の添付文書や取り扱い説明書を参照のうえ，適応や使用方法等をご確認ください．

株式会社 学研メディカル秀潤社

序言

皮膚疾患ロジック診断とは
—皮疹を因数分解してみよう

　皮膚科医は，病歴や検査データを参考にはするものの，膨大な症例経験数によって，人の顔を見た瞬間に誰と認識できるのと同じように，皮疹を診た瞬間にたいていの皮膚疾患を診断できる．しかし，正しく診断された多数の症例を経験できていない研修医にとって，このようなパターン認識診断(暗黙知診断)は，多様なバリエーションや修飾のため，たとえ湿疹や白癬のようなありふれた疾患でも容易でない．これを克服するには，皮膚症状を形成する皮疹(丘疹，紅斑，鱗屑，びらんなど)の臨床的構成要素と病理組織要素についてロジックを持って解析・判断し，その形成される病態メカニズムを理解することが近道であると考える．

　このような視点で，本書では，発疹の診方のロジックを読者の頭の中に動的バーチャルな臨床と病理像がストーリー性を持って浮かび上がるように図説的かつ思考的に解説した皮膚科解説書である．本書によって，なぜそのような発疹ができるか(本質的病態)を把握できれば，日常ありふれた疾患とその多様なバリエーションや重複疾患があっても確信を持って診断できると信じる．

　皮膚科のほとんどの教科書では発疹は原発疹と続発疹に分けられている．それはそれで意味はあるが，臨床現場で実際に皮疹を診てその病態を理解する場合には意味があるとは思えない．それよりはその皮疹の皮内における主病変部位の推定，形成動態と病態の把握の視点から考える方がわかりやすいと考える．したがって，ここでの皮疹の分類は原発疹・続発疹の視点はあえて入れていない．

　また，実際の臨床では全体の臨床像を形成するそれぞれの個疹(因子)，たとえば丘疹，紅斑，鱗屑，痂皮，びらんなどが合併，混在している状態である．したがって，それぞれの個疹からこれを形成する炎症の中心はどこか，時間的経過から炎症の起始点はどこかをどのように考えるとその疾患の本質が理解できるかについて明らかにしたい．本書では具体的な症例症例を所々で提示し，多様な皮疹の混在から一つ一つを取り出してその病態意味から説き明かし，総合的に思考の立ち位置道筋を立てるためのいわば海図，チャートを提示したい．

　この意味でも，通常の教科書や総説とは異なっていることを最初に述べておきたい．

平成三十年十月

北島　康雄

目次

| | 推薦の言葉 | 島田 眞路 | 3 |

序言　　　皮膚疾患ロジック診断とは―皮疹を因数分解してみよう　　　5

第1章　皮膚の構造と動的病態と皮疹の考え方　　11

1　皮膚の構造（図1）　　12

2　皮膚病変の本質を語る鱗屑，落屑の診方のロジック　　14

　1　角質層の構造（図2）　　14

　2　角層形成（角化）と表皮角化細胞の上方移行のしくみ（図3）　　15

　3　表皮シート構造と角層形成のしくみ：表皮角化細胞骨格と接着構造（図4）　　16

　4　皮膚表面の美しさを保つ角質層の脱落のしくみ（図5）　　18

　5　正常皮膚の肌理と魚鱗癬皮膚の肌理をつくる角層性状の違い（図6）　　20

　6　皮膚（角層）表面所見から基底細胞の変性がわかる：角層剥離遅延型　　21

　　　1　扁平苔癬（図7）　　21

　　　2　全身性紅斑性狼瘡（SLE）（図9）　　23

　　　3　皮膚筋炎（図10）　　24

　　　4　多形滲出性紅斑（図11）　　25

　　　5　Sweet病　　26

　7　皮膚（角層）表面所見から基底細胞の過増殖がわかる：角層剥離亢進型　　27

　　　1　尋常性乾癬（図13）　　27

第2章　表皮を主病変の場とする炎症性疾患の多様な皮疹形成機序の診方　　29

1　アレルギー性接触皮膚炎の診方　　30

　1　典型的アレルギー性接触皮膚炎の臨床像（図14）　　30

　2　アレルギー性接触皮膚炎の発症のしくみ（図15）　　31

　3　アレルギー性接触皮膚炎の病理組織と皮膚所見の診方（図16, 17）　　32

　4　実際のⅣ型アレルギー反応による接触皮膚炎の漿液性丘疹（図18）　　34

　5　慢性アレルギー性接触皮膚炎の漿液性丘疹と
　　　表皮内点状海綿状態（図20, 21）　　36

　6　足底の強い角化を伴ったアレルギー性接触皮膚炎の診方（図22）　　38

2　脂漏性皮膚炎の診方：刺激性皮膚炎が病態の本質　　39

　1　典型的脂漏性皮膚炎の臨床像（図23）　　39

　2　脂漏性皮膚炎の発症のしくみ（図24）　　40

　3　脂漏性皮膚炎の病理組織像（図25）　　41

　4　脂漏性皮膚炎と毛嚢開口部（図26）　　42

3 アレルギー性接触皮膚炎と脂漏性皮膚炎の
絶対的鑑別のロジック（図27）　43

4 皮脂欠乏性皮膚炎の皮疹の診方　44
1 典型的皮脂欠乏性炎の臨床像（図28）　44
2 皮脂欠乏性皮膚炎の病理組織像（図29）　45

5 皮脂欠乏性皮膚炎と脂漏性皮膚炎の
絶対的鑑別ロジック（図31）　47

6 脂漏性皮膚炎，尋常性乾癬とアレルギー性接触皮膚炎の皮疹と
病理組織における見逃されやすい基本的な違い（図32, 33, 34）　48

7 酒皶様皮膚炎の診方：基本的には真皮が主病変　50
1 酒皶様皮膚炎の臨床像（図35, 36, 37）　50
2 酒皶様皮膚炎の臨床像と病理組織像（図38）　54

8 酒皶様皮膚炎と脂漏性皮膚炎との
絶対的鑑別ロジック1（図40）　56

9 酒皶様皮膚炎と脂漏性皮膚炎との
絶対的鑑別ロジック2（図41）　57

10 酒皶様皮膚炎とアレルギー性接触皮膚炎の
絶対的鑑別ロジック（図42）　58

11 湿疹病変間の鑑別と紛らわしい表皮主病変疾患の鑑別演習　59
1 鑑別演習症例1（図43）　59
2 鑑別演習症例2（図45）　61
3 鑑別演習症例3（図46）　62
4 鑑別演習症例4（図47）　63
5 鑑別演習症例5（図48）　64
6 鑑別演習症例6, 7（図49）　65

12 菌状息肉症紅斑期の皮疹の診方：
皮脂欠乏性皮膚炎と紛らわしい表皮主病変疾患と鑑別演習　66
1 菌状息肉症の初期の臨床と病理組織像　66
2 鑑別演習症例8, 9（図51）　67
3 鑑別演習症例10, 11（図53）　69
4 鑑別演習症例12, 13（図54）　70
5 鑑別演習症例14, 15（図55）　71

13 白癬の皮疹の診方：
接触皮膚炎と紛らわしい表皮主病変疾患との鑑別演習　72
1 体部白癬の皮疹　72
2 手掌の白癬　73

目次

3 足底の白癬 74
4 鑑別演習症例16（図59） 75
5 鑑別演習症例17（図60） 76
6 鑑別演習症例18（図61） 77
7 鑑別演習症例19, 20（図62） 78
8 鑑別演習症例21（図63） 79

第3章 真皮を主病変の場とするが表皮も巻き込む炎症性皮疹の診方 81

1 痒疹 82

2 反応性穿孔性膠原線維症 84

3 色素性痒疹 86
1 鑑別演習症例22（図70） 88
2 鑑別演習症例23（図71） 89

4 色素性痒疹と血管病変とのかかわりを示唆する所見（図74） 92
1 鑑別演習症例24（図75） 93
2 鑑別演習症例25（図77） 95
3 鑑別演習症例26（図79） 97
4 鑑別演習症例27（図80） 98

第4章 皮膚における血管分布と血管病変の診方 99

1 乳頭下血管叢と真皮皮下血管叢における紫斑・血管炎の皮疹の違い 100

2 真皮皮下血管叢とリベド病変の生じる仕組み 102

3 乳頭下血管叢と蕁麻疹・蕁麻疹様血管炎の皮疹の違い 104
1 蕁麻疹と蕁麻疹様血管炎の臨床と病理の違い 104
2 蕁麻疹と蕁麻疹様血管炎の発症病理メカニズムの違い 106
3 鑑別演習症例28（図89） 108
4 皮膚描記症と圧蕁麻疹の示唆する病態（図91） 110
5 鑑別演習症例29（図92） 111

4 真皮皮下血管叢〜皮下組織内における血管炎の皮疹 112
1 鑑別演習症例30（図95） 114
2 鑑別演習症例31, 32（図96） 115

5 炎症を伴わない血管病変の皮疹（全身性アミノロイドーシスの紫斑：図97） 117

第5章　水疱性疾患の皮疹の診方　119

1 自己免疫性水疱症とは　120

2 天疱瘡　121
　1 尋常性天疱瘡　121
　2 疱疹状天疱瘡　123
　3 増殖性天疱瘡　124
　4 落葉状天疱瘡　125
　5 鑑別演習症例33 (図105)　126

3 まとめ：天疱瘡の分類 (図107)　127

4 類天疱瘡　128
　1 水疱性類天疱瘡　128
　2 妊娠性疱疹　129
　3 結節性類天疱瘡　130

5 線状IgA水疱症および疱疹状皮膚炎　131
　1 線状IgA水疱症　131
　2 疱疹状皮膚炎　132

6 後天性表皮水疱症　133
　1 鑑別演習症例34 (図114)　134
　2 鑑別演習症例35 (図115)　135
　3 鑑別演習症例36 (図116)　136

第6章　膠原病・糖尿病にみられる皮疹の診方　137

1 全身性紅斑性狼瘡 (SLE) と皮膚筋炎の皮疹の診方　138
　1 SLEの手指病変 (図118, 119)　139
　2 SLEと皮膚筋炎と湿疹の論理的な皮疹の違い　141
　3 皮膚筋炎のゴットロン徴候とメカニックハンド (図120)　142
　4 皮膚筋炎とアトピー性皮膚炎の皮疹の本質的な違い (図121)　143
　5 皮膚筋炎と接触皮膚炎の眼瞼紅斑の違い (図122)　144
　6 皮膚筋炎と脂漏性皮膚炎の眼瞼紅斑の違い (図123)　145
　7 SLEの皮疹の特徴 (図124)　146
　8 SLEの蝶形紅斑と白癬による頬部紅斑との違い (図125)　147
　9 逆ゴットロン徴候 (図126)　148

2 糖尿病の皮疹の診方　149
　1 糖尿病に伴う細小血管障害による皮疹 (図128)　151

目次

第7章 付録　鑑別症例演習　153

■ 皮疹ロジック/ 因数分解による鑑別診断演習　154

鑑別症例演習1 (図129)　155
鑑別症例演習2 (図131)　157
鑑別症例演習3 (図132)　159
鑑別症例演習4 (図133)　161
鑑別症例演習5 (図134)　163
鑑別症例演習6 (図136)　165
鑑別症例演習7 (図138)　167
鑑別症例演習8 (図139)　169
鑑別症例演習9 (図141)　171
鑑別症例演習10 (図143)　173
鑑別症例演習11 (図144)　175
鑑別症例演習12 (図146)　177
鑑別症例演習13 (図148)　179
鑑別症例演習14 (図149)　181
アレルギー性接触皮膚炎と膠原病/薬疹/ウイルス感染などの皮疹の基本的な違い　183
鑑別症例演習15 (図151)　185

おわりに　187
謝辞　188
索引　189

院長コラム

院長コラム **1** "もの"を見る訓練のしかた　13
院長コラム **2** 臨床とサイエンスの基本的な違い　17
院長コラム **3** 専門医の資格と医学博士号取得によって得るものの違い　28
院長コラム **4** 教授としていつも恐ろしいと思っていたこと　52
院長コラム **5** 人は言葉で考えることができるが, 絵ではできない　80
院長コラム **6** 理念は行動の集積である　91
院長コラム **7** 目的と目標の立て方　96
院長コラム **8** 愚痴　109
院長コラム **9** 医療行為と結果責任　116
院長コラム **10** 教育の誤解　118
院長コラム **11** 初期研修医によく話すこと　152
院長コラム **12** フィルター効果　158
院長コラム **13** 思考の停止　184

第1章

皮膚の構造と
動的病態と皮疹の考え方

1 皮膚の構造（図1）

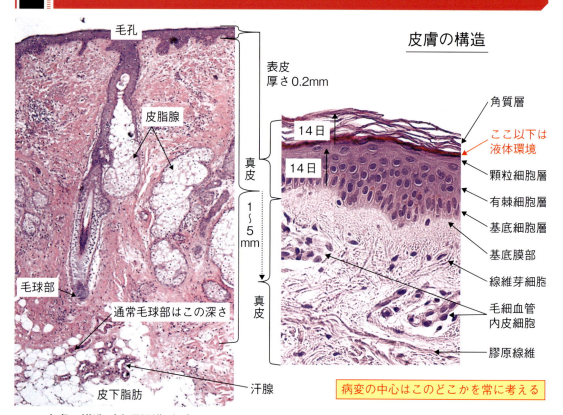

図1 皮膚の構造（病理組織所見）

　皮膚は表皮（厚さ約0.2 mm）と真皮（厚さ約1〜5 mm）からなる．表皮は表皮角化細胞（ケラチノサイト）が層状に数層堆積してなる．真皮の境界から順に外側（上側）に向かって基底細胞層（1層），有棘細胞層（2〜4層），顆粒細胞層（1〜2層），角質細胞層（約10層?）からなる．

　ケラチノサイトは基底細胞層のみにおいて分裂増殖し，いったん基底層を離れると外側層に向かって移動して分化（角化）するのみで，増殖はできない．

　基底層から顆粒層最外層まで14〜21日間かかり，角層の剥離にも同程度かかる．表皮内や真皮上層に炎症があると，このターンオーバーは短くなり，数日まで短くなることがある

（乾癬など）．逆に基底細胞のいくつかが炎症で壊死になると，上層に向かってケラチノサイトが供給されないのでターンオーバーは延長する（扁平苔癬など）．

　表皮内にはランゲルハンス細胞が密に分布し，その樹状突起は，顆粒層の最上層まで伸張し，アレルゲンの捕手，認知，感作の開始を担っている．

　真皮は，基底膜（タイプIV型コラーゲン）を介して，体内側に位置する．マトリックスはタイプI，III型コラーゲンと弾性線維を主成分とする．

　真皮と表皮は乳頭状に互いに入り組んで，真皮乳頭の先端まで毛細血管が入り込んでいる．神経線維も真皮基底層に達しているが，アト

ピー性皮膚炎のように炎症が続くと表皮内まで侵入し，痒みの感受性が上がる．

　毛球部は真皮中層から皮下組織上層部，汗腺分泌部は真皮皮下組織境界部から皮下組織に分布している．すなわち，毛球部や汗腺分泌部は表皮表面から1〜5 mmの深さにあり，表皮内の炎症（表面から0.2 mm，肥厚しても1 mm以下）とは距離的に大きな違いがあり，皮疹に反映されている．これについては順次述べていく．

院長コラム 1

"もの" を見る訓練のしかた

　目に見えている情報のすべてが脳に伝えられ，思考過程に入っているとは限らない．これは，読者の先生方が自分より若い研修医に所見を述べさせるときに実感されていることと思う．たとえば，図18（→ p.34）の所見を述べるとき，『紅斑の上に微小な小水疱が密生していて点状の痂皮があります』としか述べない研修医が多い．これを，「小水疱はすべて直径1mm程度でほぼ均一で均質に分布し，そのいくつかにはほぼ0.5mmの同一大の点状痂皮が付き，それを微小な鱗屑が環状に取り巻いている．紅斑の辺縁は境界明瞭で漿液性丘疹の辺縁と一致している』とはなかなか言えないものだ．しかし，一度それを聞けば，急に皮疹がそのように見えるようになる．**形，大きさ，分布・配列，色，境界の明瞭さの5つの要素**（触診は除いている）を順にすべて述べさえすれば，所見を落とさないのである．そこで，どこまで正確に臨床が伝わったかの訓練として，同僚に対してその所見を述べて，その所見に従って絵を描いてもらうとよい．私も，臨床実習指導の際には，学生に所見を述べてもらい，私が図に変換している．

2 皮膚病変の本質を語る鱗屑，落屑の診方のロジック

皮膚表面から観察される皮膚の炎症による変化は角化機序と角質の病変による皮疹である．この皮疹（すなわち最外層の角質層の状態）は表皮とそれより深部（表皮真皮境界，真皮上層，真皮中層，真皮皮下脂肪境界，皮下脂肪）の動的病態の結果を強く反映している．したがって，まず，最初に角化機序とその動的制御について理解する必要がある．また，その異常がどのような動的病態の結果で角質層の性状（角化）を生じるかを解説し，個々の皮疹の診方のロジックを解説する．

1 角質層の構造（図2）

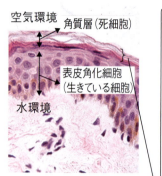

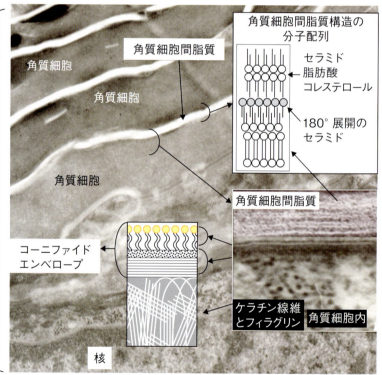

角化とは角質層（空気・水環境のバリヤー）を作る過程である．すなわち，1）角質細胞間脂質層構造の形成，2）コーニファイドセルエンベロープの形成，3）角層内ケラチン線維の形成，4）ケラチン線維を埋めるセメント物質（フィラグリン）の形成である．

図2 角層の構造と角化

角質層の分子構成，電顕的・組織学的構造とその形成と脱落動態（つまり鱗屑と落屑）を理解したうえで皮疹をみることが，一見遠回りにみえるが，真の皮膚病態を理解するためのもっとも速い近道であると考える．したがって，まず，角質層の診方から始める．

角質層は皮膚の最外層にあって，水分，低分子物質，微生物などの体内と体外の出入りをコントロールするバリヤー機能をもつ構造である．

角質層は角質細胞が10層以上堆積し，二次元的にも結合している厚さ0.02 mm程度の薄膜状の角質細胞層である．角質細胞内は密に編

み込まれたケラチン線維束がフィラグリンからなるセメント物質の中に埋め込まれている．これを包み込む膜状構造（コーニファイドエンベロープといわれる）はインボルクリンやロリクリンなどがトランスグルタミナーゼによって結合されてなるペプチド膜である．この細胞間にはバリヤー構造としてもっとも重要な脂質多重層（セラミド，コレステロール，脂肪酸が主成分）が埋め込まれている．

2 角層形成（角化）と表皮角化細胞の上方移行のしくみ（図3）

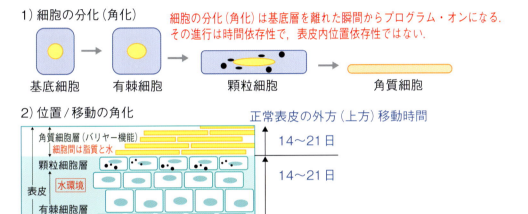

図3 動的角化の考え方

表皮細胞は基底細胞のみに分裂能力がある．基底細胞で分裂してできた娘細胞は上方（表皮表面）に移動して有棘細胞，顆粒細胞，角質細胞と順に分化する．顆粒層に達するのに正常では14〜21日，角質細胞になってから脱落するまでにも14〜21日かかる．したがって，細胞が1段上がるのに2〜4日間を要すると推察できる．これを"位置の角化"と仮によぶことにする．これは炎症があると極端に短くなる．乾癬では数日になる．

一方，個々の細胞の角化は，前述の"位置の角化"（表皮内の位置の移動）とは常に相関しているわけではない．基底細胞は基底膜から離れると細胞分裂能力を消失し，角化のプログラムを起動する．したがって，角化のプログラムは基底膜から離れると一定の速度で進行するので，**角化の成熟度は基底細胞からの距離（表皮内の位置）とは相関しない**．

たとえば乾癬のように位置の角化（移動）が早くなると顆粒層の形成や脱核が間に合わないので**不全角化**（核の残っている角質細胞の堆積）になる．

あるいは扁平苔癬のように基底細胞の変性のために位置の角化（移動）が遅くなると，表皮の深層から顆粒層ができ，**顆粒層の肥厚**がおきると推察できる．

3 表皮シート構造と角層形成のしくみ：表皮角化細胞骨格と接着構造（図4）

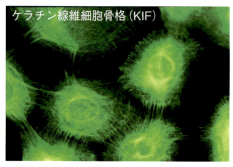
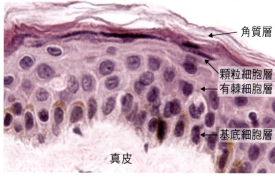
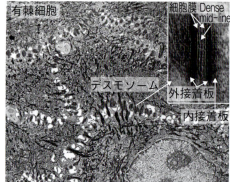
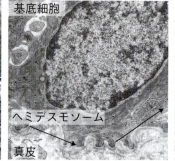
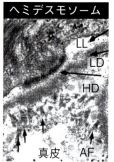

図4A 表皮シート構造

　ケラチノサイト（表皮角化細胞）はケラチン細胞骨格線維とそれを細胞間で結合するデスモソーム（角層ではコルネオデスモソームとよぶ）によって互いに上下左右で結合され，きわめて物理的に強いケラチノサイト層および角質層からなるシート構造を形成する．しかし，デスモソーム構成分子は細胞内外からのシグナルによってリン酸化，脱リン酸化をくり返してリモデリング（脱着）し，ケラチノサイトの基底層から顆粒層までの移動をコントロールしている．すなわち，表皮は炎症性のサイトカインや増殖因子によって，デスモソームの脱着を早め，短期に回転させることによってケラチノサイトの移動を加速するという，きわめて動的な構造である（図4B）．

　一方，角質細胞は細胞膜（リン脂質二重層）ではなく板状に硬いコーニファイドエンベロープ（ペプチド膜）で包まれた扁平な細胞形態を形成しており，細胞間はコルネオデスモソームで結合されて，一定の角質細胞間隙をつくっている．そこに脂質多重層を物理的に安定して保持する（図2）．

　また，角質細胞が死細胞であるためにコルネオデスモソームは動的に脱着できず，内（下）層から受動的に外（上）層に移動するにつれてタンパク分解酵素によって消化され消失するのみとなる（後述：図5）．

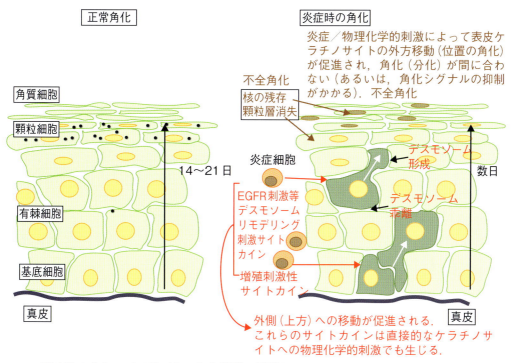

図4B 炎症時表皮ケラチノサイトの角化移動の様態図

院長コラム 2

臨床とサイエンスの基本的な違い

　臨床を先に数年行ってから基礎研究に入ると，自分の実験データの信憑性を信じられなくて過去の同様な研究結果のデータと合わせたがる．また，仮説に実験結果が合わないと失敗したと考える傾向がある．それは，優れた臨床医の能力は患者の所見から過去に記載されている疾患名に可及的に早く正しく到達することであるからである．逆に優れた科学者の能力はこれまでに報告されていない新事実を発見することにある．したがって，後者は自分の研究結果の正しさの証明は方法論の正しさのみによってなされると確信しているので，研究結果は絶対と信じるし，過去の研究結果と違うときこそ喜ぶ．仮説は仮説であり結果が仮説と違うときこそ新発見と喜ぶ．臨床と研究は検査・実験の結果を繋いで達する結論のある方向が，過去（既知）と未来（未知）の違いである．私のように科学者から臨床医になったものにとって，検査結果から得た一患者の診断が典型的でないときに俄然情熱がわき，その違いの理論的説明をつける．臨床の奥が深いのは，ほとんどの患者の診断が典型的ではないからである．

4 皮膚表面の美しさを保つ角質層の脱落のしくみ（図5）

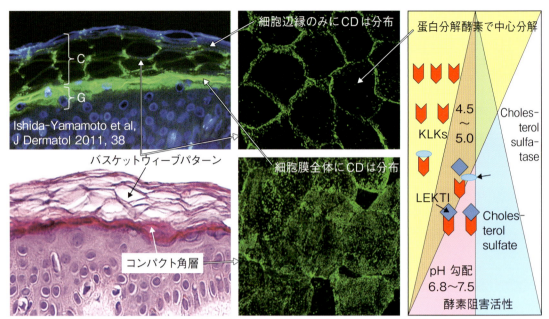

角層上層のバスケットウィーブパターンは，パラフィン切片作成時の過程で脱脂され脂質による接着が喪失し，辺縁のコルネオデスモソーム（CD）のみの接着になるため生じる

蛋白分解酵素はカリクレイン（セリンプロテアーゼ）で，角層深層ではその阻害分子であるLEKTIとコレステロール硫酸（cholesterolsulfate）が結合して失活している．

Kitajima Y, Eur J Dermatol 2013, 23（supple 2）

図5A 角質層の構造と脱着制御のしくみ

　角質細胞は死細胞であるためにコルネオデスモソームの構成分子（デスモソームカドヘリン）のリン酸化などにより脱着を動的にコントロールできないことは前ページで述べた．また，細胞内側のコルネオデスモソームのカドヘリン分子はトランスグルタミナーゼによるγグルタミールリジン結合によって固定され，細胞内からデスモソームを乖離することはできなくなっている．さらに，コルネオデスモソームの細胞外はコルネオデスモシンというタンパクで固定されている．したがって，タンパク分解酵素の活性制御によってのみ，その乖離すなわち角質層の剥離制御（ホメオスターシス）がなされている．

　角質層は，HE染色標本で観察した場合，顆粒層直外層ではコンパクト角層を形成し，その外層にバスケットウィーブ角層（図5A左下，図5B左）が形成されている．バスケットウィーブ角層の交点はコルネオデスモソームで結合しているので，コルネオデスモソームをその構成分子（コルネオデスモシン，デスモグレイン1）で免疫染色すると観察できる（図5A左上）．角層をステリテープで剥離して同様に観察すると網目状（蜂の巣パターン）に配列したコルネオデスモソームが観察できる（図5A中央上段）．

　一方でコンパクト角層（図5B右）は細胞全表面をコルネオデスモソームがカバーして接着しているので，細胞全面に点状に観察される（図5A中央下段）．

　バスケットウィーブ角層の扁平な角質細胞間

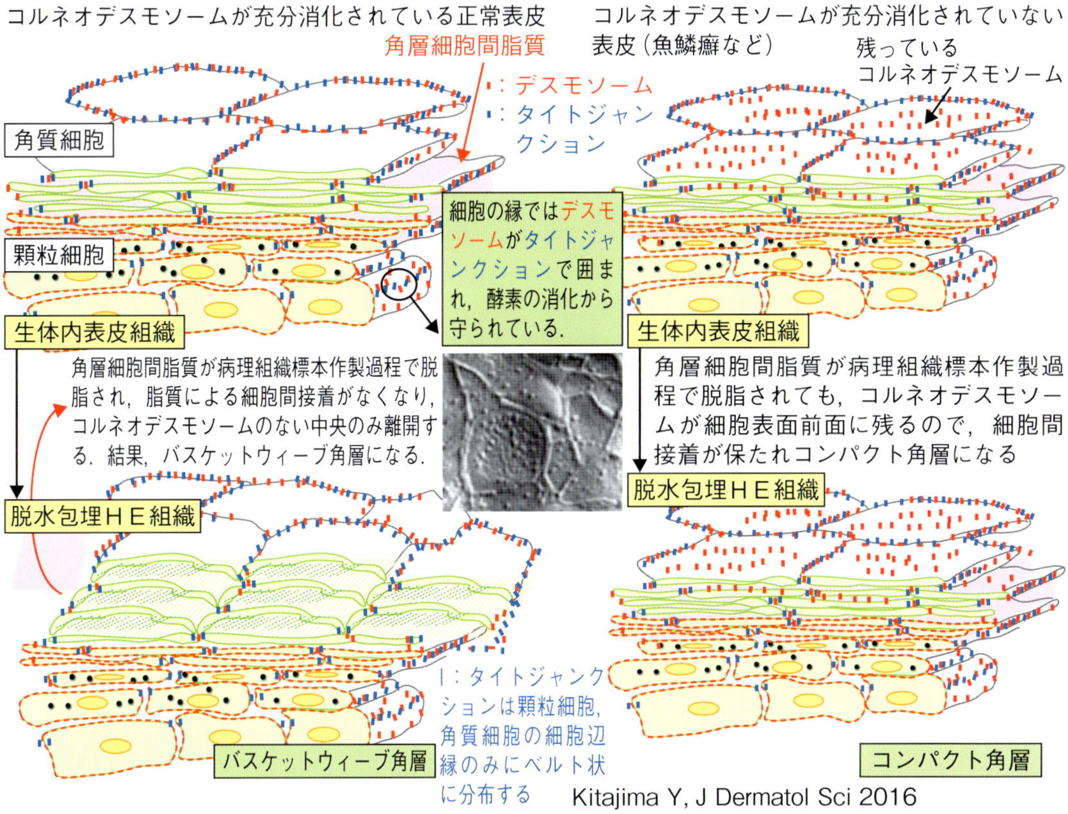

コルネオデスモソームが充分消化されている正常表皮

コルネオデスモソームが充分消化されていない表皮（魚鱗癬など）

角層細胞間脂質

■：デスモソーム
■：タイトジャンクション

角質細胞

顆粒細胞

生体内表皮組織

残っているコルネオデスモソーム

細胞の縁ではデスモソームがタイトジャンクションで囲まれ，酵素の消化から守られている．

生体内表皮組織

角層細胞間脂質が病理組織標本作製過程で脱脂され，脂質による細胞間接着がなくなり，コルネオデスモソームのない中央のみ離開する．結果，バスケットウィーブ角層になる．

角層細胞間脂質が病理組織標本作製過程で脱脂されても，コルネオデスモソームが細胞表面前面に残るので，細胞間接着が保たれコンパクト角層になる

脱水包埋ＨＥ組織

脱水包埋ＨＥ組織

｜：タイトジャンクションは顆粒細胞，角質細胞の細胞辺縁のみにベルト状に分布する

バスケットウィーブ角層

コンパクト角層

Kitajima Y, J Dermatol Sci 2016

図5B 正常（バスケットウィーブ）角層形成とタイトジャンクションの分布およびコンパクト角層とコルネオデスモソームの分布

（図5A左下の明るく抜けた部分と上部中央の蜂の巣パターンの黒い部分）は脂質多重層（コレステロール，セラミド，脂肪酸からなる）が充塡している．コンパクト角層ではこの脂質層は多数のコルネオデスモソームで貫通されている．

　コルネオデスモソームはカリクレイン（セリンプロテアーゼ）で消化されるが，顆粒層直外層では環境が中性〜アルカリ性（pH6.8〜7）であるので，その阻害タンパクであるLEKTIがカリクレインに結合しており，カリクレインの活性が阻害されている（図5A右端）．また，コレステロール硫酸も阻害作用がある．まだこの層では，ステロイドスルファターゼによって十分分解されていないので，カリクレインのタンパク分解活性を阻害している．したがって，

細胞全表面にコルネオデスモソームが存在する．

　上層に行くにつれて，角層内マイクロドメインが酸性化し，LEKTIがカリクレインから離れることと，ステロイド硫酸が減少することによってカリクレインが活性化され，角質細胞間のコルネオデスモソームが分解される．辺縁はタイトジャンクションでカリクレインの接触からコルネオデスモソームが保護されて，分解されず，辺縁のコルネオデスモソームのみが網目状に残存する．

　この，バスケットウィーブ角層の形成障害は異常な表皮表面すなわち鱗屑／落屑の形成と性状を決定する．

5 正常皮膚の肌理と魚鱗癬皮膚の肌理をつくる角層性状の違い（図6）

バスケットウィーブ角層構造は皮膚のしなやかさ，肌理を作るために必須

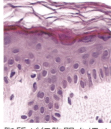
脂質が細胞間を埋め擦れを助ける

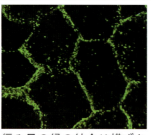
編み目の縁の結合は横ずれ変形可能で，肌理が出来る

伴性遺伝性魚鱗癬
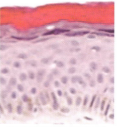

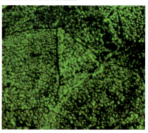
角質細胞間全面の鋲打ち結合では横ずれ不可能で，肌理が出来ない．角層のひび割れによって表皮の屈曲を可能にする．

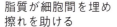
脂質は角質細胞上下間の潤滑油

横に引っ張る
縦に縮む

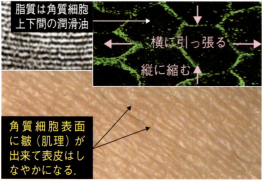

角質細胞表面に皺（肌理）が出来て表皮はしなやかになる．

角質細胞表面に皺（肌理）が出来なくて硬いので皺が出来ないでひび割れる

Kitajima Y, Eur J Dermatol 2013

図6 皮膚の肌理のしくみ：角層バスケットウィーブ構造の意味

　バスケットウィーブ角層構造では辺縁のみで角質細胞が結合されていて，角質細胞中央部の上下間は脂質多重層で埋められて直接的にコルネオデスモソームによる上下面での角質細胞の結合はない．そのため，角層は水平面方向にズレによって変形することができる（図6左側）．これによって皮膚角層表面は細かい皺によって整然とした肌理（キメ）が形成される（図6左側）．

　このことは，たとえば伴性遺伝性魚鱗癬の皮膚表面と病理組織の角層構造とを比較観察すると理解できる．この疾患ではステロイドスルファターゼ欠損のため（図5A右側），コレステロール硫酸が上層まで残存しカリクレインの活性が阻害されているため，角質細胞上下面がコルネオデスモソームによって全面鋲打ちされて，角層全層がコンパクト角層になる（図6右側上）．したがって，横にずれを生じることができなくなり，角層が板状に硬くなり，表面から肌理が消失して鱗状になってくる（図6右側下）．

　このようにバスケットウィーブ角層構造は，正常の肌の肌理をつくるのに必須な構造である．

6 皮膚（角層）表面所見から基底細胞の変性がわかる：角層剥離遅延型

❶扁平苔癬（図7）

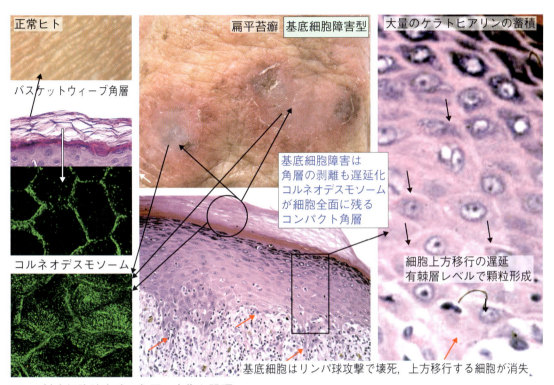

図7 基底細胞障害時の角層の変化と肌理

　正常ヒト表皮角層ではバスケットウィーブ角層になっているために，横ずれが十分可能であるので，細かい皺が形成され，微細な彎曲伸展が可能である．その結果触感上柔らかく感じる（図7左側上）．

　一方，扁平苔癬では基底細胞が変性し，細胞増殖数が減少し，有棘細胞の供給が遅れ，ケラチノサイトの上方移行が遅延する．表皮内滞在時間が長いため顆粒細胞が肥厚し，機序は不明であるが角層がコンパクト角層（カリクレインが活性化されていない）になる．コンパクト角層細胞は細胞全表面がコルネオデスモソームで鋲打ちされ，横ずれができないので，細かい皺ができない．したがって，図7中央上側の中央に示すような，表面がスムーズな皺のない透明感がややある小板（鱗）状の表面となる．

　このことは，図6に示す伴性遺伝性魚鱗癬の皮膚表面所見と比較すると理解できる．

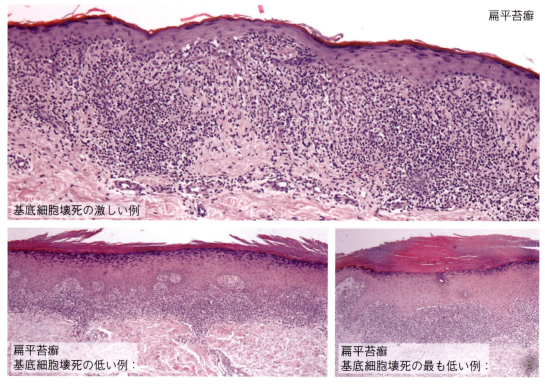

図8 扁平苔癬の表皮菲薄化と肥厚

　ほとんどの基底細胞がT細胞に攻撃されると有棘細胞に分化する細胞がなくなり，有棘層が減少する（図8上側）一方，有棘細胞は攻撃されないので顆粒層に分化してしまい，有棘細胞の減少が加速される．

　したがって，扁平苔癬の病理組織像では，図8の上段に示すように，顆粒層は2層あるが有棘層は1層しかない．コンパクト角層も薄い（表皮ターンオーバー時間が長いので，遅延している角層剥離でも角層は菲薄化すると推察される）．しかし，攻撃される基底細胞の割合が少ないと，表皮ターンオーバー時間は延長され，かつ，有棘細胞も供給されるので有棘細胞，顆粒細胞，コンパクト角層いずれも肥厚する（図8下段）．

　ここでは臨床を示していないが，すべて直径数mmから爪甲大の範囲の肌理（キメ）のない，灰色がかった（乾癬のように角層内に空気が入らないので白くならない．後述の図13）色調の角層表面の臨床像は慢性の基底細胞の変性を示し，扁平苔癬や皮膚筋炎などを示唆する．

2 全身性紅斑性狼瘡（SLE）（図9）

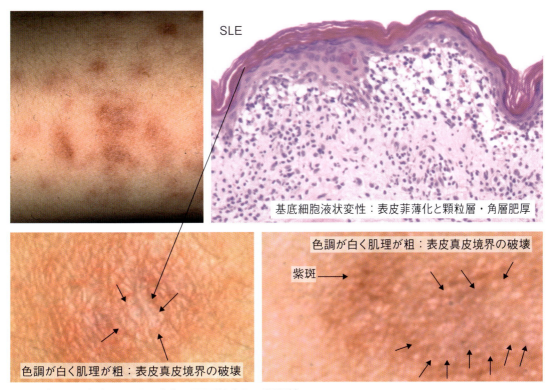

図9 SLEの表皮と肌理の変化：扁平苔癬との類似性

　この臨床写真はSLE患者にみられた一部紫斑を混じた紅斑である（図9）．この一部には微小な範囲であるが肌理が荒くなって，やや灰色がかり角層表面が平坦である所見が認められる（図9下図矢印）．

　これは，基底細胞の変性程度が強く，角層がコンパクトであること，顆粒細胞の角化速度は遅れていることあるいは基底細胞層が真皮から乖離しているまたは両者によって肌理が平坦化していることを示唆する．すなわち，これは基底細胞変性の角層所見である．

　同部からの病理組織を観察する（図9右上）と，強い基底層の液状変性によって基底細胞破壊が強い所見とやや肥厚した明瞭な顆粒層とコンパクト角層が観察される．これは，角質細胞の供給が不足し，ほとんど細胞を上方に送れないこととなった結果，顆粒層は形成されているが，有棘層細胞の供給がなく薄い表皮となっていることを示唆する．表皮だけを見れば図9上段の扁平苔癬と同様である．

　さらに観察すると，表皮下に微小な裂隙がある．すなわち，微小範囲の肌理の消失した角層と点状紫斑を示す皮疹は，基底細胞の変性と血管病変の同時存在を示し，全身性紅斑性狼瘡（SLE）や，皮膚筋炎を示唆する．

❸ 皮膚筋炎（図10）

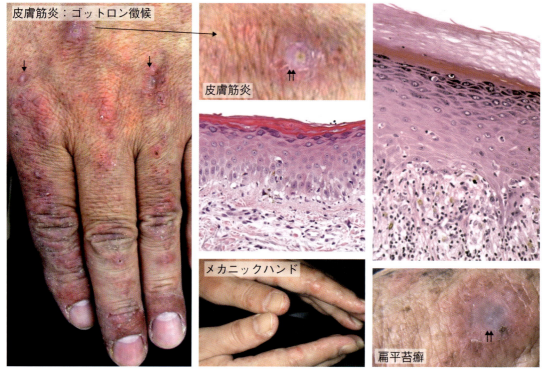

図10 基底細胞変性表皮の皮疹：皮膚筋炎と扁平苔癬の類似性

　皮膚筋炎では病理組織所見上基底細胞の液状変性がほぼ必発であるので，表皮ターンオーバー時間が延長し，顆粒層の肥厚，コンパクト角層の形成がおきる（図10中央組織図）．また，関節部背面，指の側面など摩擦が多い部分では外力のため脆弱になっている基底細胞はさらに変性する．

　結果として，図10左側と図10中央上部に示すようにゴットロン徴候といわれる皮疹（指関節背面の紅斑と角化異常）を形成し，その皮疹は**扁平苔癬と酷似する**．とくに，この部分の表皮，角層のターンオーバーが遅延し，角質の耐性疲労が生じ，摩擦の多い拇指と人差し指の側面では**メカニックハンド**のサインを形成する（図10中央下）．

　炎症性の角化異常では，SLE，皮膚筋炎や扁平苔癬のように基底細胞が液状変性をおこすと，表皮細胞上方移行が遅滞し，顆粒層が肥厚して，角層がコンパクトになる．また，基底細胞が標的の炎症性の皮膚疾患では皮疹の角質層の変化は時間的に週から月単位で形成されることになる．これは角層表面の肌理の消失（平坦化，魚鱗癬の角層様）として観察される（図10 2本矢印）．

　図10で述べた基底細胞変性の皮疹は抗がん剤による手足症候群に見られる皮疹として同様に生じると考えられる．抗がん剤は分裂しようとする細胞に作用し変性させるから，基底細胞の変性を薬理作用として生じる．しかも，まんべんに起きるため表皮ターンオーバー時間が延長し，角層の耐性疲労がここで述べたと同じ機序で生じる．したがって，角層疲労，表皮菲薄化によって外力に常にあるいは頻繁にさらされる指先端，指側の過角化，びらんなどが生じる．皮膚筋炎や抗がん剤投与患者で搔破に伴って紅斑・落屑・びらん・不規則な線状の痂皮などが四肢，体幹（とくに前胸部は上背部）生じるのも同じ機序であろう．

4 多形滲出性紅斑（図11）

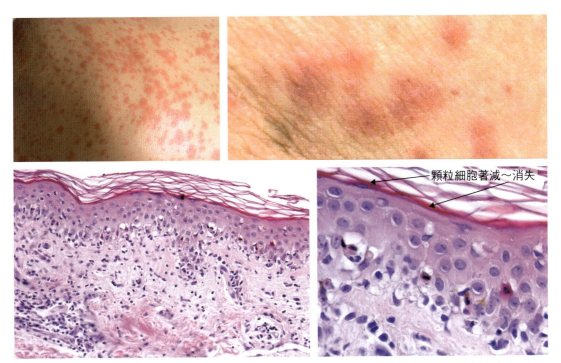

有棘・基底細胞への攻撃のため新たな顆粒細胞は供給されない．かつ，顆粒細胞は攻撃を受けていないので3日あれば正常角化する．＝顆粒細胞のない正常角化．バスケットウィーブ角層になるので肌理のある紅斑のことが多い．

図11 多形滲出性紅斑の表皮変化と皮疹

多形滲出性紅斑（EM）では主としてリンパ球の表皮内浸潤に伴って基底細胞および有棘細胞のサテライト壊死細胞がみられる．

EMでは急速（数日内と推察）に基底細胞と有棘細胞の壊死がおきるので，有棘細胞の供給ができないし，顆粒細胞の供給もできない．かつ，顆粒細胞は攻撃を受けていないので3日あれば正常角化して角質細胞になり，顆粒層は消失する．角質細胞形成過程は正常であるのでバスケットウィーブ角層になり，浮腫が少ないと肌理のある紅斑のことが多い（図11右上）．

したがって，EMでは不全角化しないし角質の肥厚や鱗屑も，初期にはみられない．もちろん，紅斑はリンパ球で刺激された表皮からのサイトカインや真皮上層へのリンパ球の浸潤によって初期からおきる．

5 Sweet病（図12）

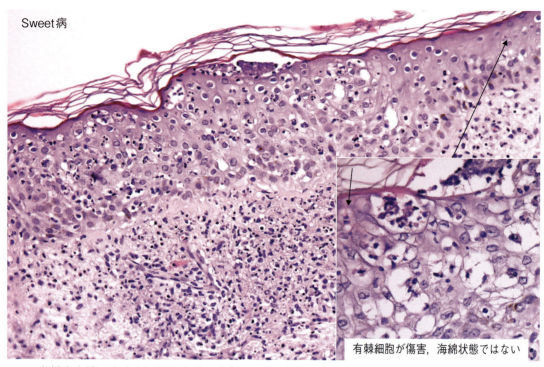

図12 多核白血球の表皮内浸潤と表皮の変化

　図12に示すように，表皮内まで多核白血球浸潤性がみられたSweet病の表皮でも同様に顆粒層のない正常角質を形成している．

　この例では広範囲に有棘細胞の変性がみられ，その部の有棘細胞の角化が阻害され顆粒層の供給ができないために，攻撃されていない顆粒細胞は正常角化し，バスケットウィーブ角層に分化している．これはこの皮疹が数日間の間にできたことを示唆する．

　多核白血球の表皮内浸潤は表皮の壊死，空胞化を惹起し微小膿疱や海綿状膿疱を形成するが海綿状態（表皮細胞間浮腫：後述図15～18）は形成しない．つまり，表皮ケラチノサイトの変性がヒアルロン酸を合成して分泌し細胞間に保水・浮腫を作る前に細胞機能が停止するために，細胞間浮腫つまり海綿状態ができないと推察される．

7 皮膚（角層）表面所見から基底細胞の過増殖がわかる：角層剥離亢進型

1 尋常性乾癬（図13）

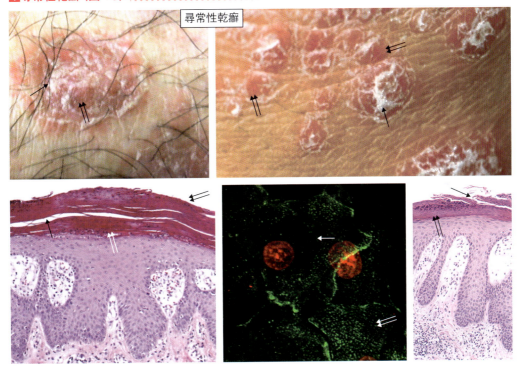

図13 尋常性乾癬の鱗屑のできるしくみ

　尋常性乾癬では臨床的に境界明瞭な紅斑とその上に銀白色の鱗屑（図13上段矢印）と肌理のない平滑な角層（皮膚）表面（図13上段2本矢印）の部分がみられる．

　このような臨床を呈するメカニズムは次のように考えると理解しやすい．尋常性乾癬では角層の代謝回転が速く，角層内のpHが中性のままであり（細胞増殖が早すぎてフィラグリンの産生が少なく，角質層内を酸性化できない），カリクレイン酵素は活性が角質細胞の短縮された角質層滞在時間に対して相対的に不十分になる．その結果，多くの角層で，角質細胞全表面がコルネオデスモソームで鋲打ちされているところ（図13下段中央2本矢印）と不規則に消化されているところ（図13下段中央矢印）とができ，基本的にコンパクト角層になる．

　このように，乾癬表皮ではカリクレインなどタンパク分解酵素活性は全体としては高いが，角層内マイクロドメインでは不十分になっていると推察される．

　コルネオデスモソームが残存している硬い角層部分（柔軟性を欠く肌理のない部分）が多いので，コルネオデスモソームのない接着力の減弱しているところで剥離しやすくなる．この部の角質層が剥離すると摩擦などで角質細胞間に空気が入る．これによって白い銀箔色の鱗屑ができる（参考：図7，扁平苔癬）．

　組織像でコンパクト角層の部分（図13組織図2本矢印）は魚鱗癬の角層のように硬いので皮膚表面に肌理（細かい皺）がない（図13上段2本矢印）．

　このように，白色の鱗屑が顕著であり，かつ，皮膚（角層）表面に肌理（細かい皺）のない部分が混在する紅斑では，慢性の炎症性の表皮（ケラチノサイト）増殖による角化状態であることを示している．

院長コラム 3

専門医の資格と医学博士号取得によって得るものの違い

専門医の資格はこれまでに得られている知識と技術について一定以上の能力を得るべく研修し，それを確認されたときに与えられる．その能力とは臨床所見と検査データのアルゴリズム的解析である．極論でいうと，その執行はコンピュータでも可能である（臨床の場でもっとも重要な情，態度の表現はコンピュータでは不可能であるが）．医学博士号を取得する過程で修得するもっとも大切な能力は，確実な方法論の設定力とその結果のオリジナリティのある論理的構築法である．これによって新発見を得て，学位を得る．前者は診断基準10項目のうち8項目を満足すれば，相反する2項目の検査もその程度の誤差はあるかもしれないと無視しその診断をつけるのに抵抗はないであろうが，後者（博士）は2項目の検査データの違いを確認し新しい疾患名の発見．バリアントの発見にいたる可能性を考え，より臨床に興味を持つであろう．バリアントは治療のバリエーションによってより良い・早い治癒に至る可能性を含む. つまり医学の発展に寄与することになる．以上のことから，前者（専門医）はより多くの目前の患者を短時間に救うことができ，後者は新概念の確立により，何年か後にさらに多くの患者を救うかもしれない，と思っている．

第2章

表皮を主病変の場とする
炎症性疾患の多様な
皮疹形成機序の診方

1 アレルギー性接触皮膚炎の診方

1 典型的アレルギー性接触皮膚炎の臨床像（図14）

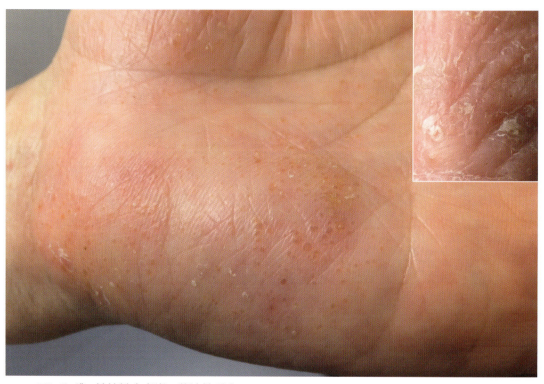

図14 アレルギー性接触皮膚炎の漿液性丘疹

　アレルギー性接触皮膚炎（いわゆる湿疹の一種）の皮疹は，境界明瞭な紅斑の上に直径1mm程度の微小水疱ないしは丘疹と数日経過した後に，それを取り巻く環状鱗屑からなる．これらの小水疱～丘疹はほぼすべて同じ大きさで，紅斑の中央部では密集し，辺縁部では分散し，紅い丘疹や微小水疱が数個から十数個集簇した皮疹としていくつかみられることも多い．これらの丘疹を**漿液性丘疹**という．

　アレルギー性接触皮膚炎では**紅斑と点状の漿液性丘疹／丘疹の集簇局面が特徴的な所見**であり，経過の初期にはほぼ必ずといっていいほどみられる．ただし，ごく初期（発症1～2日目）および治癒期（色素沈着期）に入ったときはみられないので，初診でこれがみられないときは，診断が保留になる．

　一方，慢性アレルギー性接触皮膚炎では抗原が断続的に接触しているので，**どこかに点状痂皮や漿液性丘疹がみられ**，病理組織でも点状の海綿状態（後述，図16，21，22）が見つけられる．したがって，この所見で診断される．

2 アレルギー性接触皮膚炎の発症のしくみ（図15）

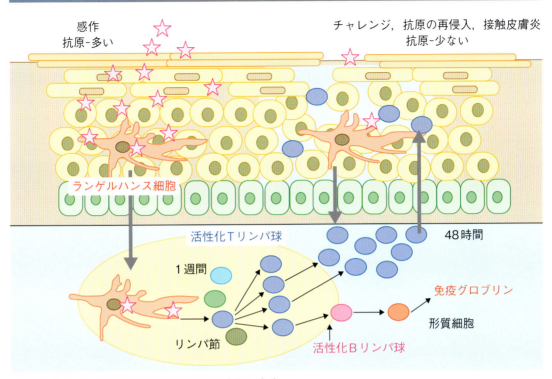

図15 アレルギー性接触皮膚炎における感作と皮疹

　図15は経皮感作とアレルギー性接触皮膚炎の発症過程の概略図である．

　抗原がある一定量以上角層を通って顆粒層に達すると，ランゲルハンス細胞がこれを貪食し，所属リンパ節に移動する．そこで，ペプチドに分解された抗原を膜表面に発現させ，抗原特異的Tリンパ球を刺激，活性化する．ここまでに1〜2週間かかる．

　感作されたTリンパ球は循環系／表皮内をパトロールして，再び抗原が微量でも入ると，表皮内でⅣ型アレルギー反応をおこす．一方，感作されたTリンパ球はBリンパ球を活性化し形質細胞に分化させ，免疫グロブリンを分泌させる．

3 アレルギー性接触皮膚炎の病理組織と皮膚所見の診方（図16, 17）

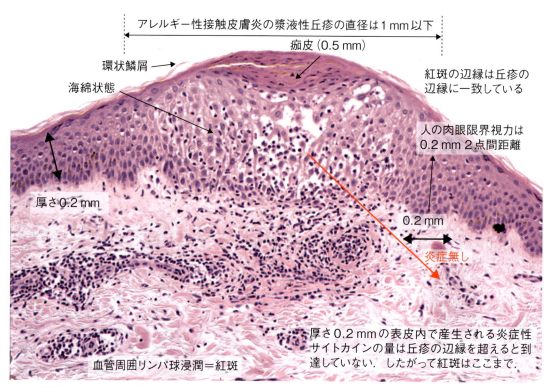

図16 漿液性丘疹の病理組織と皮疹

　まず，最初に典型的なアレルギー性接触皮膚炎における漿液性丘疹の病理組織像を解説する（図16）．

　表皮内の中央が厚くなり細胞間に隙間がある（滲出液が充満している）．その細胞間に小円形細胞（リンパ球）が集簇している．この状態を**スポットな海綿状態がある**という．表皮の厚さは0.2 mmであるので，中央は0.4～0.6 mmほどの厚さになっており，水平方向には直径約1 mmのドーム状の微小な盛り上がりになっている．

　リンパ球によるⅣ型アレルギー反応が表皮内で生じることによって，そのリンパ球やケラチノサイトから炎症性のサイトカインが分泌され，真皮に到達する．これは，毛細血管の拡張とリンパ球などの炎症細胞を遊走リクルートさせ，そこに紅斑を生じさせる．このサイトカインは0.2 mmの薄い表皮内の微小な領域で産生されるので，**図16赤い矢印の先端のところに**到達するほど十分ではない．したがって，海綿状態がないところでは炎症がない．つまり，紅斑はない．

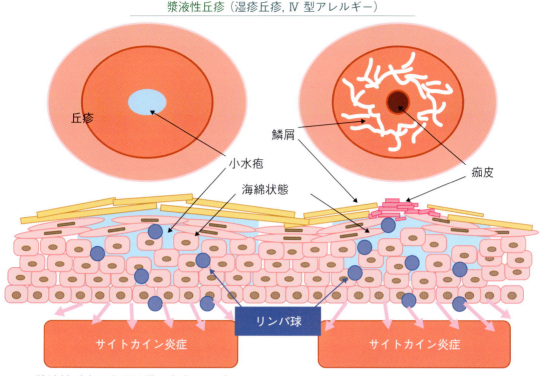

図17 漿液性丘疹の病理組織と皮疹のモデル図

　一方，人間の肉眼の2点間識別距離は0.2 mmであるので，丘疹の立ち上がりはきわめてシャープになり，その立ち上がりと一致して紅斑が生じる．丘疹の中央には滲出液の凝固した痂皮（直径約0.5～1 mm）とそれを取り巻く環状の微小な鱗屑（図16：環状鱗屑，17右図）が生じる．このような丘疹を漿液性丘疹という（痒疹のはじめにみられる漿液性丘疹様丘疹は真皮病変が主体であるので，大きさのスケールと密に集簇しないという分布が違う．第3章の1に後述する）．

4 実際のⅣ型アレルギー反応による接触皮膚炎の漿液性丘疹（図18）

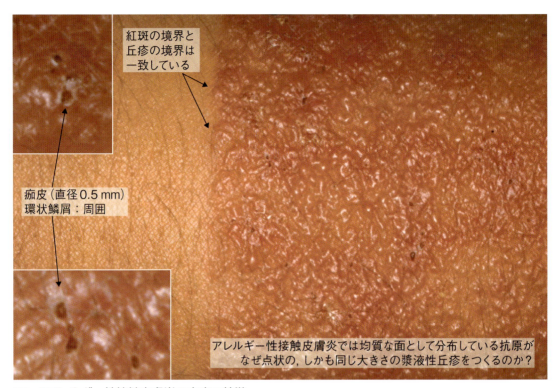

図18 アレルギー性接触皮膚炎の皮疹の特徴

　図18の左側拡大写真には中央に直径0.5 mmの痂皮とそれを取り巻く環状鱗屑をもつ丘疹が数個みえる．また，写真右側の微小水疱の集簇した局面の左側の正常皮膚との境目には，図16，17で説明したように，紅斑と微小水疱の立ち上がりが一致している所見がみられる．

　これらの所見と紅斑の境界が明瞭なことから，表皮内の炎症が主体である漿液性丘疹の集簇局面と推察される．また，この皮疹は正常皮膚と皮疹（漿液性丘疹の集簇局面）との境界がきわめて線状に明瞭であるので，**湿布薬などの薬剤によるアレルギー性接触皮膚炎（湿疹）**と診断される．

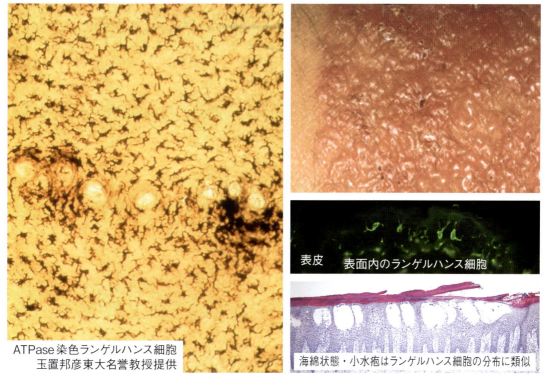

ATPase染色ランゲルハンス細胞
玉置邦彦東大名誉教授提供

表皮　表面内のランゲルハンス細胞

海綿状態・小水疱はランゲルハンス細胞の分布に類似

図19 アレルギー性接触皮膚炎の漿液性丘疹とランゲルハンス細胞の分布

　ではなぜ，肉眼でみることができない湿布薬の微小分子が皮膚に接触すると，すべてほぼ同じ約1mmの大きさの漿液性丘疹がほぼ同じ距離に生じるのだろうか？（図19右上臨床像）

　実はそのメカニズムは不明である．しかし，図19に示すように考えると，臨床像を理解しやすい．左の抗ATPase抗体による免疫染色像（剥離表皮の上からの観察）では樹状突起をもつランゲルハンス細胞がほぼ均等の間隔で均質に分布している．これを縦切りにした免疫染色像では表皮厚さの中央にほぼ同じ間隔で分布しているのがわかる．

　漿液性丘疹の集簇した皮膚の病理組織像（図19右下：上の臨床例とは別の症例）と比較すると，ランゲルハンス細胞の大きさとほぼ同じ大きさの小水疱が並んでいる．ランゲルハンス細胞と表皮内点状海綿状態の病理的関係は不明であるが，位置的関係は2次元3次元の配列でほぼ一致している．

　このような微小な漿液性丘疹と表皮内点状海綿状態を来す疾患は，アレルギー性接触皮膚炎以外はない．なので，この図19を記憶しておくと，アレルギー性接触皮膚炎の診断に迷わない．

　以下に，慢性の例でもこの原則は当てはまることを示す．

5 慢性アレルギー性接触皮膚炎の漿液性丘疹と表皮内点状海綿状態（図20, 21）

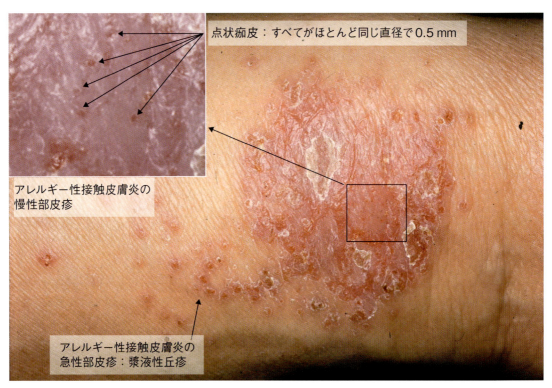

図20 慢性のアレルギー性接触皮膚炎の皮疹

　図20の臨床像は大小の鱗屑を付着した乳児手掌大の紅斑とその辺縁に直径約0.5 mmの円形の痂皮とそれを取り巻く微小環状の鱗屑を伴う直径1～2 mm丘疹，すなわち，漿液性丘疹が散在している所見を示している．紅斑中央部の拡大像（挿入図）をみると，直径0.5 mmほどの点状痂皮が多数みられる．

　図20右側の円形の紅斑は腕時計が接触した部位で，左側の散在する漿液性丘疹は汗などで抗原が分散して接触したと推測することも可能であろう．

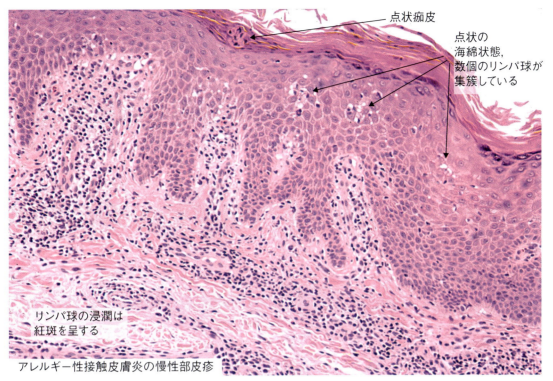

図21 慢性のアレルギー性接触皮膚炎の皮疹の病理組織（図20の症例）

　図20の病理組織像は図21に示されている．肥厚した表皮内に微小な点状海綿状態がみられる．リンパ球を6〜7個が集簇している．角層内に均質な好酸性に染まる血漿が凝固した（フィブリン？）と判断できる微小塊内にやはりリンパ球が6〜7個が集簇して埋め込まれた所見がある．この所見はこれが微小な痂皮であることを示している．表皮内の点状海綿状態が角化の進行とともに外側（上方）に移動して，点状痂皮が角層内に形成されたと推測される．これが図20でみられた点状痂皮の一つである．

　慢性のアレルギー性接触皮膚炎では抗原が断続的に長期間接触するために，微小ながら点状海綿状態形成が断続的に多数生じることことになり，その周辺のケラチノサイトから炎症性，細胞増殖刺激性のサイトカインが持続的に分泌され，表皮肥厚と，真皮上層と毛細血管周囲への浸潤を来し，紅斑も形成されると推測される．

　以上から，慢性に経過する紅斑の上に直径0.5 mm以下の点状痂皮が集簇している皮疹は，表皮内に点状海綿状態があり，表皮内IV型アレルギー反応を示唆し，すなわち，アレルギー性接触皮膚炎であることを示している．

6 足底の強い角化を伴ったアレルギー性接触皮膚炎の診方（図22）

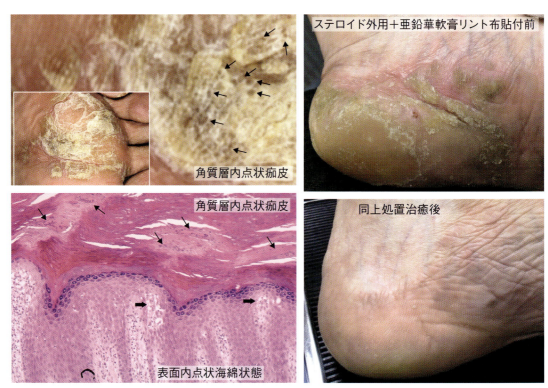

図22 足底の慢性のアレルギー性接触皮膚炎の角化性の皮疹

　足底の摩擦部位に写真のような角化性の病変を主訴にされる患者さんも少なからずある．この部をルーペで拡大すると，汗腺の開口部およびそれとは違った配列で透明性のある0.5～1mmの点状の痂皮（？）が厚い鱗屑（角層）内に集簇しているところがみられる（図22左図上の→）．これは病理組織像で確認すると，下図のように表皮内に点状海綿状態が確認できる（太い→）．これは角層に入るとリンパ球をまじえた点状痂皮になっている（角層内→）．すなわち，図21に示したと同様に慢性時におけるアレルギー性接触皮膚炎の像である．掌蹠の角化を認めたときにはこのような角化型の慢性のアレルギー性接触皮膚炎も鑑別に入れるべきであろう．

　この角化の強い慢性の接触皮膚炎による皮疹はストロンゲストのステロイド軟膏を塗布し，その上に亜鉛華軟膏リント布を貼付する治療を毎日夜間のみ1～3カ月行うことによって，ほぼ完全に消失する（図22右下）．これで治癒しなければ，先天的，非炎症性の角化（症）ということになる．ちなみに，まずステロイド軟膏を塗布し，その上に亜鉛華軟膏をリント布に延ばして貼るという重層療法が重要であり，ステロイド軟膏と亜鉛華軟膏を混合してしまうと効果が半減する．

2 脂漏性皮膚炎の診方：刺激性皮膚炎が病態の本質

1 典型的脂漏性皮膚炎の臨床像（図23）

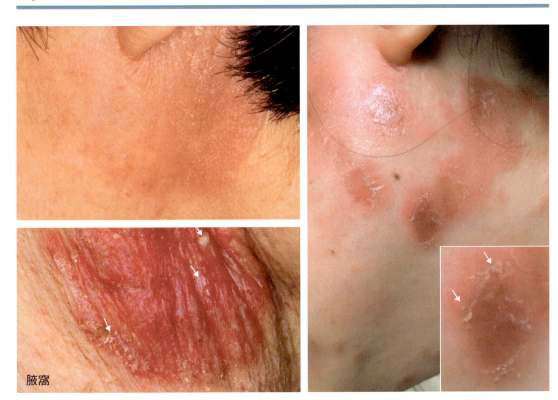

図23 脂漏性皮膚炎の皮疹

典型的な脂漏性皮膚炎の皮疹は，境界明瞭な紅斑とその上に付着する多数の小片状鱗屑からなる．紅斑は淡い紅色から濃い紅色まで幅が広い．鱗屑はおおむね黄色調から白黄色調でやや湿っている（図23の→，右図は40歳台女性）．

しかし，初発症状は紅斑で，後に鱗屑が付く．顔面とくに額，耳介周辺，頭皮，首，腋窩に好発する．瘙痒はそれほど強くないが，頭皮に生じると強い痒みを訴えることも多い．

以下に述べる発症機序の違いから，アレルギー性接触皮膚炎のような点状状態に分布する漿液性丘疹や痂皮はみられないことが，脂漏性皮膚炎の臨床的な特徴であるとわかる．

2 脂漏性皮膚炎の発症のしくみ（図24）

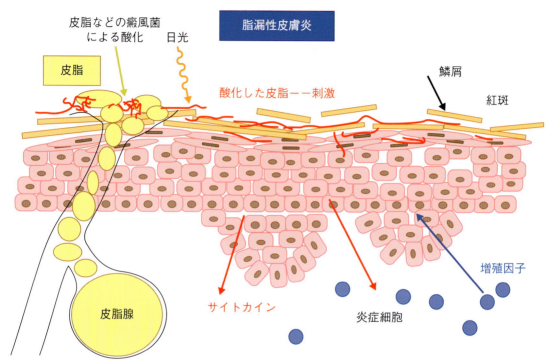

図24 脂漏性皮膚炎の皮疹の出来るメカニズム

　脂漏性皮膚炎は非アレルギー性で化学的刺激性皮膚炎である．

　皮脂腺から分泌された皮脂が毛嚢常在真菌の癜風菌（マラセチア）や紫外線などによって分解されて生じた遊離脂肪酸や酸化された脂肪酸によって，表皮ケラチノサイトが直接的に刺激され，炎症性のサイトカインを放出し，主に表皮内に，さらには真皮にも炎症をひきおこし境界明瞭な紅斑を生じる．

　表皮内の炎症はケラチノサイトが刺激性の脂肪酸に直接刺激され，表皮内に水疱にはならない程度の強くないびまん性の表皮間浮腫（海綿状態：これを海綿状態というにはアレルギー性接触皮膚炎のときのように点状海綿状態ではないので，抵抗感をもつ皮膚科医もいるが，イギリス，アメリカの教科書では，spongiosisといわれている）をひきおこす．

　なお，脂漏性皮膚炎の発症には慢性の皮脂過多，あるいはその分解過多で生じた刺激性脂肪酸による慢性的刺激が原因であると推察され，臨床的には**最初は紅斑と表皮のきわめて軽い浮腫，続いて数日以上の経過の後に紅斑全体に鱗屑が付着してくる**．したがってアレルギー性接触皮膚炎にみられる表皮内点状海綿状態とはならないし，漿液性丘疹・点状痂皮もつくらない．

3 脂漏性皮膚炎の病理組織像（図25）

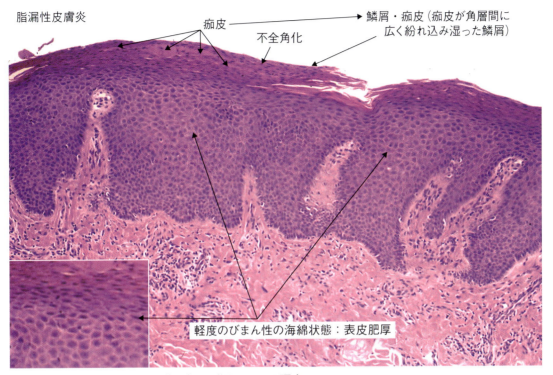

図25 脂漏性皮膚炎の病理組織：角層が湿っている理由

　数週間以上刺激性脂肪酸に表皮が曝されると，持続性に表皮外層（上層）からびまん性海綿状態（細胞間浮腫）が生じ，表皮は肥厚して少数のリンパ球の浸潤がみられるようになる．

　角層は不全角化になっていて角質細胞間に霜降り状に痂皮が分散してみられる（図25中の→説明）．このために臨床的には鱗屑が湿ってみえるが，アレルギー性接触皮膚炎にみられるような点状海綿状態や点状痂皮は生じない．また，乾癬とは違って多核白血球の表皮内浸潤，とくに角層内への浸潤はない．

　慢性アレルギー性接触皮膚炎（慢性湿疹の一つ）では点状の海綿状態（病理組織），点状痂皮（臨床所見）がみられるので，この0.5 mm以下の点状痂皮の集簇がみられれば脂漏性皮膚炎ではなく，慢性アレルギー性皮膚炎やアトピー性皮膚炎の症状の一つである．

4 脂漏性皮膚炎と毛囊開口部（図26）

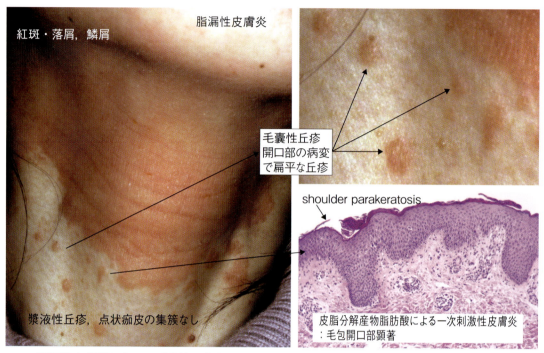

図26 脂漏性皮膚炎における毛囊性の皮疹

　前述のように，脂漏性皮膚炎は皮脂の分泌過多とその分解産物による化学的刺激性皮膚炎であるので，毛囊開口部が初発部として観察されることは稀ではない．

　図26に示されている頸部の境界明瞭な紅斑とその上に微小な鱗屑が多数付着している症例では，点状痂皮や漿液性丘疹がないのでアレルギー性接触皮膚炎は否定され，脂漏性皮膚炎が疑われる．

　臨床像を観察すると，この症例の紅斑辺縁には痂皮を伴わない，高さが緩やかな1 mmほどの丘疹が数個みられる．

　この紅斑辺縁部の生検像ではこの丘疹は毛囊開口部表皮の肥厚と開口部に付着した厚めの不全角化を伴った鱗屑がみられる（shoulder parakeratosisといわれる）．毛囊の深部には炎症はない．したがって，これらの丘疹は**緩やかな立ち上がりの低い丘疹**であることが理解できる．

　すなわち，脂漏性皮膚炎紅斑の周辺にみられる丘疹は，毛囊開口部に不全角化を伴った浅い，開口部の毛囊性丘疹である．

3 アレルギー性接触皮膚炎と脂漏性皮膚炎の絶対的鑑別のロジック（図27）

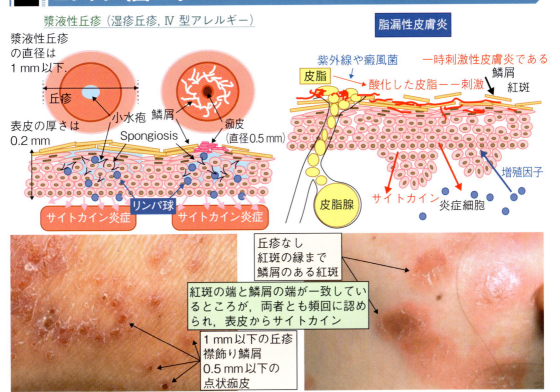

図27 脂漏性皮膚炎とアレルギー性接触皮膚炎の皮疹鑑別のロジック

　アレルギー性接触皮膚炎と脂漏性皮膚炎の絶対的鑑別は図27に対比して示している．

　アレルギー性接触皮膚炎の病態の本質は表皮内の点状海綿状態であるので，紅斑の中や辺縁に0.5 mm以下の点状痂皮を混じている．

　一方，脂漏性皮膚炎の病態の本質は毛孔から分泌された皮脂の分解産物（刺激性の脂肪酸）による刺激性皮膚炎であるので，境界明瞭な紅斑と鱗屑のみで点状痂皮はない．丘疹はあっても辺縁の痂皮のない毛孔性の浅い丘疹である．

　このように，病態の本質を現す病理組織像を頭に置いて皮疹を詳細に観察すれば，この両者の鑑別の迷うことはなく，研修医や他科の医師に説明することも容易である．

4 皮脂欠乏性皮膚炎の皮疹の診方

1 典型的皮脂欠乏性炎の臨床像（図28）

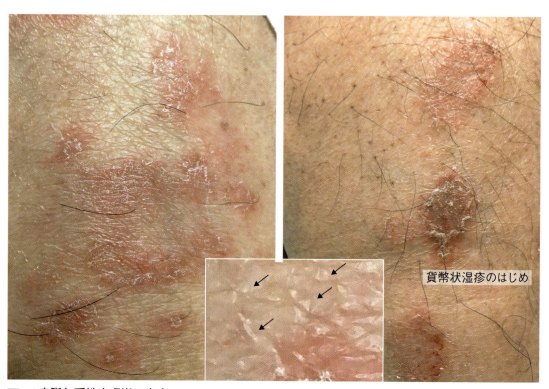

図28 皮脂欠乏性皮膚炎の皮疹

　皮脂欠乏性皮膚炎は，境界明瞭な紅斑と細かい白色調の鱗屑からなる非アレルギー性の皮膚炎である．

　脂漏性皮膚炎も記載上は皮脂欠乏性湿疹ときわめて似ていて，境界明瞭な紅斑と細かいやや黄色調の鱗屑からなる紅斑鱗屑病変と記載する．

　しかし，決定的な違いは，皮脂欠乏性皮膚炎では鱗屑が紅斑の外にもある（図28挿入図→）ことである．脂漏性皮膚炎では紅斑の上にのみ鱗屑がある．紅斑の外に鱗屑があることから，先に皮脂欠乏状態になり白い細かい鱗屑が生じ，後に紅斑が誘導されると推察される．脂漏性皮膚炎では皮脂の分解産物である刺激性脂肪酸によって誘導されるサイトカインによって先に紅斑が生じ，結果として不全角化の鱗屑がつく，ということである．

　もちろん，皮脂欠乏性皮膚炎であっても，炎症が進めば，炎症によるやや目立つ鱗屑も付くし，貨幣状湿疹のようにアレルギー性要素も加わってくる．

2 皮脂欠乏性皮膚炎の病理組織像（図29）

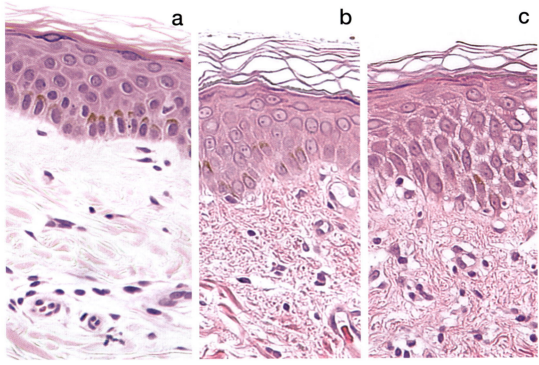

図29 皮脂欠乏性皮膚炎の病理組織

　図29の病理組織図のaは正常ヒト皮膚，bは周辺の紅斑のない部分と，cは紅斑部皮膚（70歳台女性腹部）の生検試料である．

　紅斑部表皮（図29c）の表層は表皮細胞間に浮腫はなく正常であるが，表皮深層3/4は細胞間浮腫が顕著でびまん性の海綿状態になっている．

　皮脂欠乏性皮膚炎患者の紅斑のない一見正常な皮膚の部分は，病理組織（図29b）において も表皮細胞間浮腫はない．ただ，角層のバスケットウィーブ層は厚くなっているが，形態はほぼ正常に近い．

　皮脂欠乏性皮膚炎の紅斑は，角層の乾燥状態が何らかの刺激によってケラチノサイトを活性化し有棘細胞層深層に浮腫を来し，真皮上層の血管拡張と軽度リンパ球浸潤を来していると考えられる．

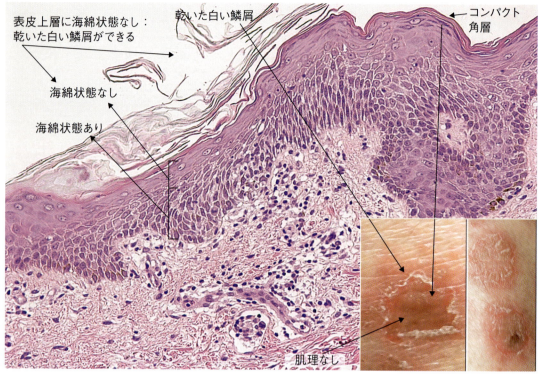

図30 皮脂欠乏性皮膚炎の皮疹と病理組織の対比

　この所見は図30の症例（80歳台男性）の臨床と組織像においても顕著である．紅斑の辺縁部に鱗屑が環状に連続してみられる．その内側皮膚表面は肌理がない平坦な表面である．また，点状の痂皮，漿液性丘疹がないので，アレルギー性接触皮膚炎は否定できる．

　図30の組織像は正常部との境界部分である．この境界部の白い鱗屑部分では剥離しかかっている角層と表皮深層の海綿状態および一部表皮内と表皮直下のリンパ球の浸潤がみられる．表皮浅層には顆粒層はないが不全角化ではない．また，表皮浅層には浮腫がないので，角層内に痂皮がなく角層は乾いてほぐれている．

　一方，その内側（図30右側）では，角層はコンパクトで顆粒層がみられる．この角層は臨床像でも肌理のないスムーズな表皮表面の形成に反映されている．

　ここからは推測ではあるが，皮脂欠乏性皮膚炎では最初に角層が乾燥し，鱗屑として浮き，角層のバリア不全が生じ，これに対応して，機序は不明であるが，表皮深層のケラチノサイトから炎症性のサイトカインが微量に分泌され，真皮にリンパ球浸潤を来し，顆粒層は消失するが不全角化をおこさない程度の表皮のターンオーバーの軽度の亢進があり（重症化すれば不全角化も生じる），二次的に環状の炎症と鱗屑ができると考えると都合が良い．

5 皮脂欠乏性皮膚炎と脂漏性皮膚炎の絶対的鑑別ロジック（図31）

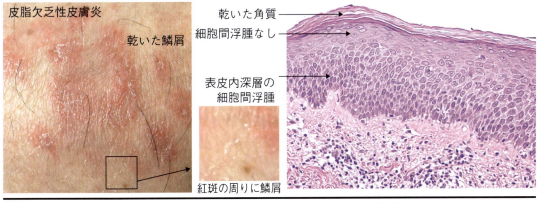

図31 皮脂欠乏性皮膚炎（上）と脂漏性皮膚炎（下）の皮疹鑑別のロジック

　皮脂欠乏性皮膚炎と脂漏性皮膚炎は，ともに点状の痂皮や紅斑周囲に漿液性丘疹がないので，紅斑落屑性の病変ということでは類似している．

　しかし，皮脂欠乏性湿疹では角層乾燥のために先に鱗屑ができ，次いで紅斑ができるので，紅斑外にも鱗屑があるが，脂漏性皮膚炎は皮脂分解物（刺激性の脂肪酸）による刺激性皮膚炎の炎症が先にあるため紅斑がまずできて，次いで表皮の過増殖とその結果の不全角化に伴う鱗屑ができるので，鱗屑は紅斑の上に限られる．

　また，皮脂欠乏性湿疹では海綿状態が表皮深層にのみあり，顆粒層あたりには海綿状態がないので鱗屑は常に乾燥しているが，脂漏性皮膚炎は，刺激性の脂肪酸が表皮表層から表皮内に入るため，最初から表皮全体に海綿状態があるため，細胞間の滲出液（海綿状態の細胞間液）と合わさって鱗屑が湿潤している．

　さらに，脂漏性皮膚炎では毛孔から分泌される皮脂の量が毛孔部に一番多く分布するので，図26で示したように紅斑周辺に毛囊一致性の高さのきわめて低い紅色丘疹がみられる．

　このように両者を対比することで，相補的に皮疹と発症機序が理解できる．したがって，両者の鑑別に迷うことはないのである．

6 脂漏性皮膚炎，尋常性乾癬とアレルギー性接触皮膚炎の皮疹と病理組織における見逃されやすい基本的な違い（図32, 33, 34）

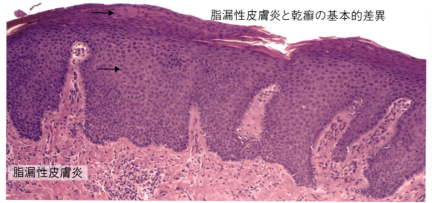
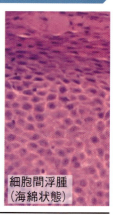
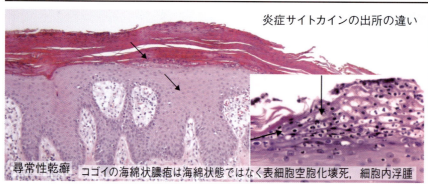
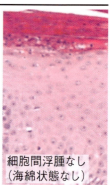

図32 尋常性乾癬と脂漏性皮膚炎の病理組織上での鑑別のロジック（1）

　脂漏性皮膚炎では刺激性の脂肪酸が表皮表面から表皮内に侵入しケラチノサイトを刺激するので海綿状態はディフューズに顆粒層から基底層までに及ぶ（図32 上段）．

　一方，乾癬では多核白血球が顆粒層に及ぶが多核白血球はリンパ球と違って表細胞間浮腫をおこさないで微小膿瘍を形成し，激しいときはケラチノサイトの空胞化壊死による海綿状膿疱（海綿状態ではない）を形成する（図32 下段，図34 拡大右図矢印，また，図12 参照）．尋常性乾癬の表皮における表皮細胞間浮腫（海綿状態）は図33に示すように真皮乳頭層の浮腫と関連があるかのように表皮突起の部分にのみに均質に細胞間に浮腫（海綿状態）があり，表皮上層にはない（図33 上段中央と右）．さらに，このことはアレルギー性接触皮膚炎（IV型アレルギーによる湿疹）の海綿状態が表皮内にフォーカスをもった点状の海綿状態であり（図34 左下図矢印），臨床的には漿液性丘疹であることと大きく異なっている．また，面としての疾患である刺激性皮膚炎の脂漏性皮膚炎の海綿状態，および，多核白血球の浸潤が特徴的で海綿状膿疱がある乾癬とは臨床も病理組織（図34 右図矢印）も明らかに違っている．発症病態の違いが細胞間浮腫（海綿状態）の広がりの様態すなわち皮疹の差として出ているのは興味深い．

　なお海綿状態では，炎症性のサイトカインによって刺激されたケラチノサイトがヒアルロン酸合成酵素を活性化し親水能力の高いヒアルロン酸を細胞間に蓄積させることで，細胞間浮腫をつくると報告されている．

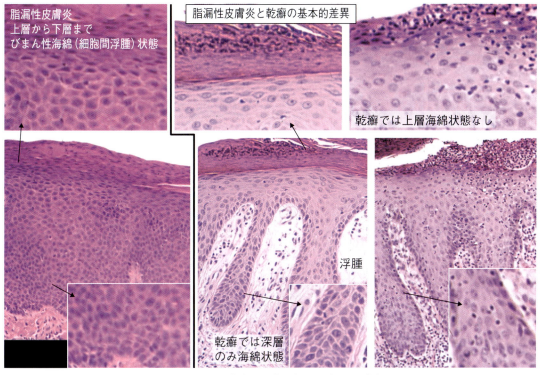

図33 尋常性乾癬と脂漏性皮膚炎の病理組織上での鑑別のロジック（2）

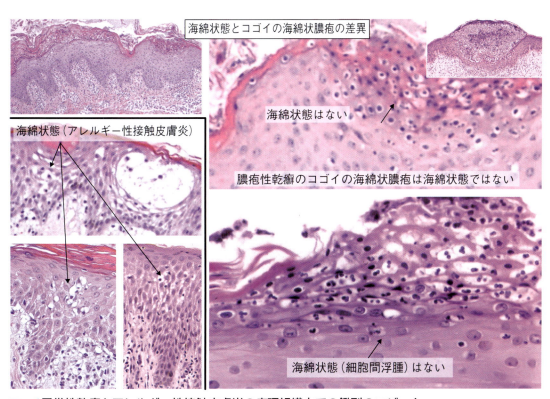

図34 尋常性乾癬とアレルギー性接触皮膚炎の病理組織上での鑑別のロジック

7 酒皶様皮膚炎の診方：基本的には真皮が主病変

1 酒皶様皮膚炎の臨床像（図35, 36, 37）

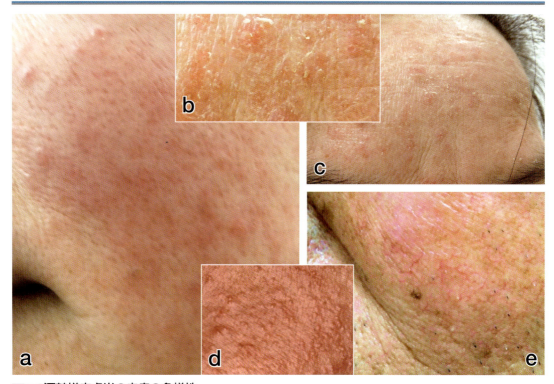

図35 酒皶様皮膚炎の皮疹の多様性

　酒皶様皮膚炎の臨床像は重症度，時期，患者の反応性の違いに従って多様である．

　典型的には図35のよう顔面主に頬部に紅斑と毛囊性の丘疹と毛細血管拡張がみられる（図35a）．この患者の額には紅斑と毛囊性の丘疹とその周りに鱗屑がみられるが，鱗屑は皮脂による続発性の脂漏性皮膚炎である（図35b, c）．通常，脂漏性皮膚炎は図35a, d, eのようにみられないことが多い．

　図35dは紅斑と微小な毛囊性の丘疹が多発した急性期の臨床像で，very strong以上のステロイド外用薬を使用して2～3カ月でおきることが多い．

　図35eは数年間弱いステロイドの外用で中止後リバウンドを経てそのまま残った慢性期の毛細血管拡張症を主とする酒皶様皮膚炎である．

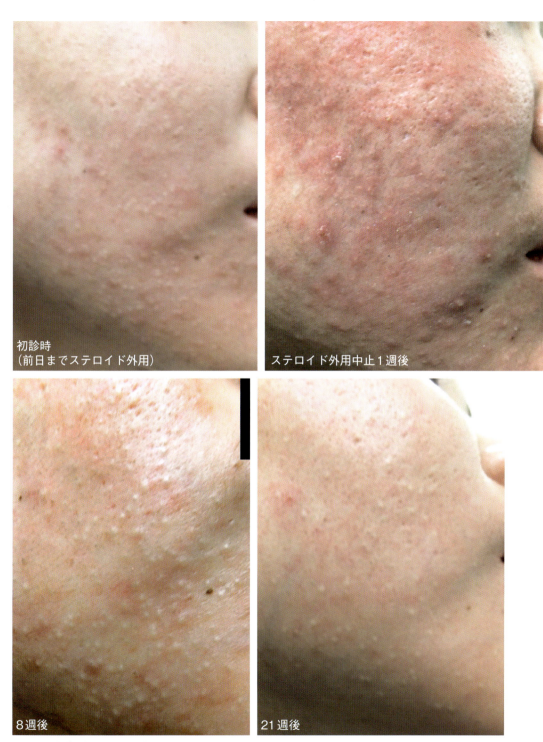

図36 酒皶様皮膚炎の治癒過程（1）

図 36 に示す症例（40 歳台女性）では，初診時は前日にステロイド外用薬を塗布して治療しているのでコメドと紅斑を伴った毛嚢性丘疹が多発して，紅斑は淡い（図 36a）．

外用ステロイド中止後 1 週間では，紅斑と毛嚢性膿疱とが顕著になり若干の熱感もある状態である（図 36b）．

ステロイド外用中止後 8 週間後には図 36c のように，ステロイド外用なしに紅斑が明らかに減少し毛細血管拡張とコメドが初診時より明瞭な状態になった．

さらにそれから 13 週間後には紅斑が消失しほぼ隆起の少ないコメドのみとなった（図 36d）ので，ここからはビタミン A 誘導体の外用薬によって，徐々ではあるが改善してきている．

院長コラム 4

教授としていつも恐ろしいと思っていたこと

それは，教授になると自分の診断についてそれが正しいかどうか，誰も教えてくれないことである．一人医長の医師も診療所の医師も同様であると思われるが，診断・治療が間違って，その患者さんが他医師に密かに転医されたとき，自分には誤診であったことがわからない．だから，自分はいつも自分に間違いをしているのではないかと恐れている（でないといつも自分は 100 点満点になってしまう）．それは，大学病院では前医の診療が不適切であるという理由で密かに来院する多くの患者さんを診療し，多くの前医の誤診に気づくからである．それゆえ，回診や症例検討会では，新入医局員からすべての医師が質問や意見を述べられるシステムと雰囲気を作ったが，それがどれだけ機能していたかわからないので，恐ろしいとよく感じていた

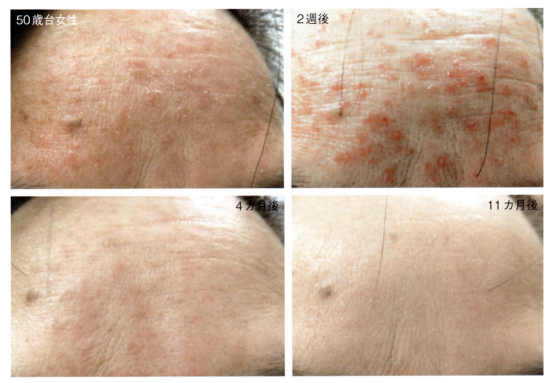

図37 酒皶様皮膚炎の治癒過程（2）

　図37に示す症例（50歳台女性）では，弱いステロイド軟膏を長期間（1年以上）で治療したがこれ以上良くならないことと，中止すると紅斑がひどくなるので中止できないということで来院された．紅斑と落屑で一見脂漏性皮膚炎にもみえるが，よく観察すると隆起のある毛嚢性丘疹が多発していることと，病歴から酒皶様皮膚炎と診断される．

　そこで，外用ステロイドを中止し，ミノサイクリンの投与を始めた．2週間後には毛嚢に膿疱と強い紅斑を伴ってきたが，そのまま経過を観察したところ4カ月後に淡い毛嚢性の紅斑となり，11カ月後にはほぼ正常皮膚になった．

　したがって，初診時にはどのような病態時期にきたか，患者の反応性の状態（ステロイド外用を始めるきっかけになった疾患の種類，コメドを多発するかどうかなど）によって，臨床は多様であることがわかる．

2 酒皶様皮膚炎の臨床像と病理組織像（図38）

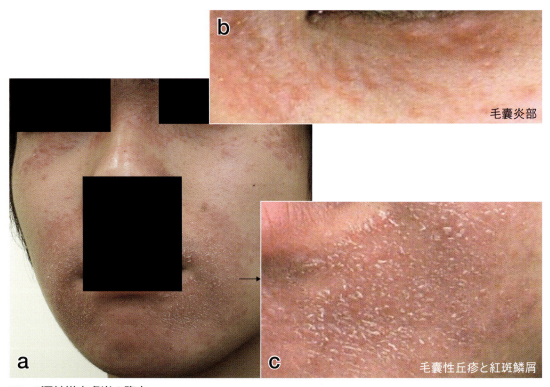

図38 酒皶様皮膚炎の臨床

　図38の症例では，前述のように典型的な酒皶様皮膚炎の皮疹，すなわち紅斑と紅斑を伴った毛囊性丘疹が鼻翼から鼻翼周囲（図38a）と眼周囲（図38b）にみられる．口角から頬にかけて紅斑落屑性皮疹が広がっている（図38c）．

　この紅斑鱗屑部は毛囊性丘疹もあり，一見脂漏性皮膚炎の臨床であるが，鱗屑が白く乾いて，剥がれやすくなっており，典型的な脂漏性皮膚炎のようにやや湿って付着している所見がないので，上記は否定され，皮脂欠乏性皮膚炎鱗屑ともいえる（図38c）．次の図39の組織像でさらに詳しく検討する．もちろん，0.5〜1mmの点状痂皮，漿液性丘疹，小水疱が認められず，かつ，数週間以上この状態が続いているので，完全にアレルギー性接触皮膚炎は否定できる．

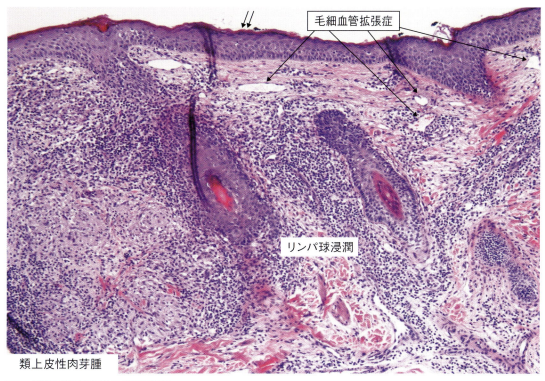

図39 酒皶様皮膚炎の病理組織
図38の症例の丘疹部の生検組織(HE染色)

　図38の頬部の毛嚢性丘疹と紅斑落屑部の病理組織像（図39）では，主病変は真皮にあり毛根部とその周囲に密な組織球の浸潤さらにそれを囲む密なリンパ球による炎症である．

　また表皮直下にはほとんどの毛細血管が拡張し，毛細血管拡張症が顕著である（矢印）．これらは病理組織学的にも酒皶様皮膚炎の臨床診断を支持する．

　しかし，紅斑落屑部（毛孔間部）の病理組織（図39の2本矢印）を見てみると，顆粒層の残存，バスケットウィーブ角層を欠く薄いコンパクト角層，海綿状態は真皮深層にのみにみら れ，全層の海綿状態がないこと，不全角化がないこと，表皮肥厚がないことから，どちらかといえば組織学的には脂漏性皮膚炎は否定的で，表皮の萎縮性変化あるいは皮脂欠乏性皮膚炎にみられる所見（図30のコンパクト角層部）に近いといえよう．

　この表皮の変化をどう解釈するかというと，皮脂欠乏性皮膚炎（臨床でも白い乾燥した鱗屑が付いている）あるいは何らかの刺激性皮膚炎の合併か，酒皶様皮膚炎のある時期の一所見といっていいのかもしれない．

第 2 章　表皮を主病変の場とする炎症性疾患の多様な皮疹形成機序の診方

酒皶様皮膚炎と脂漏性皮膚炎との絶対的鑑別ロジック 1（図 40）

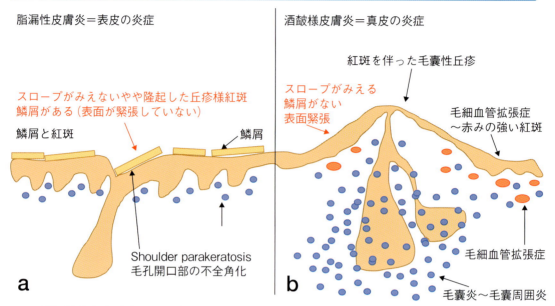

図40 脂漏性皮膚炎（a）と酒皶様皮膚炎（b）の皮疹鑑別のロジック：モデル図

　酒皶様皮膚炎と脂漏性皮膚炎の本質的な違いは，前者が毛根／皮脂腺とその周囲真皮内炎症が主病変（図 40b）で，後者が毛孔開口部と表皮内炎症が主病変である（図 40a）ことである．

　脂漏性皮膚炎では毛孔一致性の丘疹が浅くスロープがみえないが，紅斑も毛孔から分泌されて分解した皮脂が面として広がって，その刺激による表皮内炎症が主病変であるので鱗屑と淡い紅斑が形成される（図 40a）．

　一方，酒皶様皮膚炎では毛根部炎症によるリンパ球，組織球の浸潤による丘疹の斜面表面に緊張したスロープが明瞭に認められる（図 40b）．さらに，毛細血管拡張症を含む真皮浅層の毛細血管拡張と軽度のリンパ球浸潤がみられることが多いので，臨床的にはこれを反映し，臨床的毛細血管拡張症と赤みの強い紅斑がみられる（図 40b）．

　酒皶様皮膚炎では毛嚢炎と真皮の炎症と毛細血管拡張による紅斑で，鱗屑は数週以上の経過で二次的に生じてくるという違いがある．これを実際の症例とその組織像として，次の図 41 で示す．

9 酒皶様皮膚炎と脂漏性皮膚炎との絶対的鑑別ロジック 2 (図41)

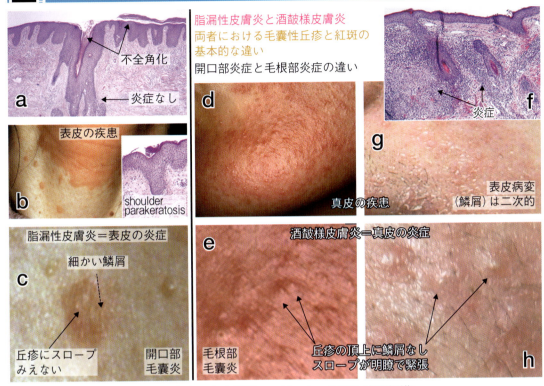

図41 脂漏性皮膚炎と酒皶様皮膚炎の皮疹鑑別のロジック：臨床と病理組織

　図40で示したモデル図に相当する実際の病理組織と臨床像を図41に示す．

　脂漏性皮膚炎では真皮内毛根部に炎症はきわめて少ない（図41a）が，酒皶様皮膚炎では真皮毛囊周囲に炎症細胞の浸潤が顕著である（図41f）．その結果，毛囊性の丘疹が脂漏性皮膚炎では平坦（図41c）で，酒皶様皮膚炎の毛囊性丘疹では丘疹のスロープが明瞭にみられ，皮膚表面が緊張してスムーズである（図41e, h）．

　酒皶様皮膚炎が毛根／皮脂腺とその周囲真皮内炎症が主病変で，脂漏性皮膚炎が毛孔開口部と表皮内炎症が主病変であることを念頭に皮疹をみれば，両者の臨床的鑑別は容易であり，指導医が研修医に説明する場合も，暗黙知診断的説明でなくロジックで明確に説明できる．

10 酒皶様皮膚炎とアレルギー性接触皮膚炎の絶対的鑑別ロジック（図42）

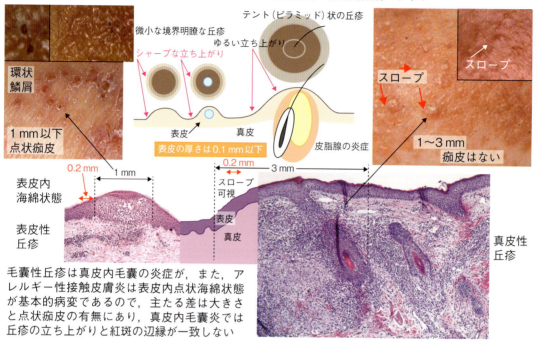

図42 アレルギー性接触皮膚炎と酒皶様皮膚炎の皮疹鑑別のロジック

　酒皶様皮膚炎では紅斑（毛細血管拡張症も含む）があって，毛嚢性丘疹，痤瘡様丘疹からなる真皮が主体である．

　それに対して，湿疹（アレルギー性接触皮膚炎）ではごく初期は紅斑だけであるが1日もすれば約1mmの漿液性丘疹，点状痂皮，環状鱗屑，細かい鱗屑からなる表皮病変が主体である．

　したがって，図42に示すように丘疹の大きさが明らかに違うことと（図42中央上モデル図），アレルギー性接触皮膚炎による湿疹では点状痂皮，それを取り囲む環状の鱗屑があることを見分ければ，両者の鑑別に迷うことはない．

11 湿疹病変間の鑑別と紛らわしい表皮主病変疾患の鑑別演習

1 鑑別演習症例1（図43）

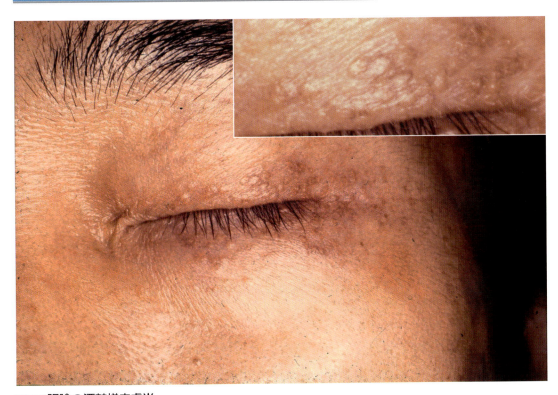

図43 眼瞼の酒皶様皮膚炎

　図43は50歳台男性で，数カ月前から眼科から点眼薬を処方されていたが，痒くなったので違う点眼薬も処方された．この治療で現在の臨床写真の症状にここ2カ月は固定され，外用を休むと数日後に紅斑と浮腫がくるという状態で来院した．

　ここでまず考えることは，病変は真皮主体か表皮主体か？ということである．次に診断名を考える．

　眼瞼周囲のやや紅斑のある丘疹の集簇という皮膚所見である．拡大すると，点状水疱も痂皮なく，丘疹立ち上がりのスロープがみえる丘疹の集簇である．すなわち真皮病変が主体である．点状痂皮，漿液性丘疹がないので湿疹は否定される．紅斑と鱗屑局面がないので脂漏性皮膚炎は否定される（図43）．ステロイド点眼薬による酒皶様皮膚炎が疑われる．

　したがって，ステロイド点眼薬を中止したところ，1週間後に眼瞼周囲の浮腫，紅斑の増強，微小膿疱（毛囊一致性）が多発した（次ページ図44上）．そのまま，ワセリンの外用とミノサイクリン100 mg/日，抗アレルギー剤を1週間内服し，以後はかさかさしたらワセリンを塗ることとした．その4カ月後にはほぼ丘疹，紅斑は消失した（図44下）．この治療経過からも，診断が酒皶様皮膚炎であると確認できた．

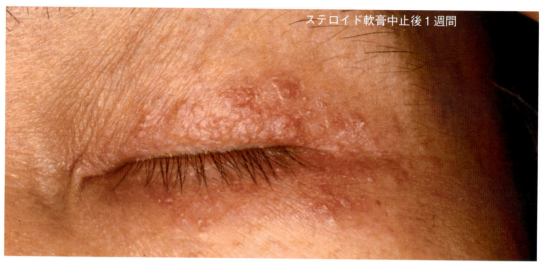

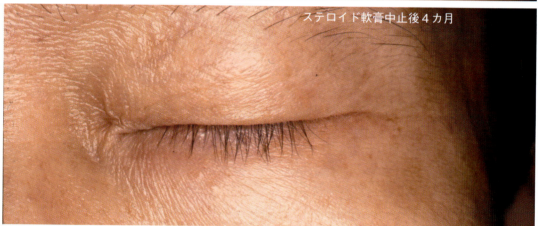

図44 眼瞼の酒皶様皮膚炎の治癒過程

2 鑑別演習症例2（図45）

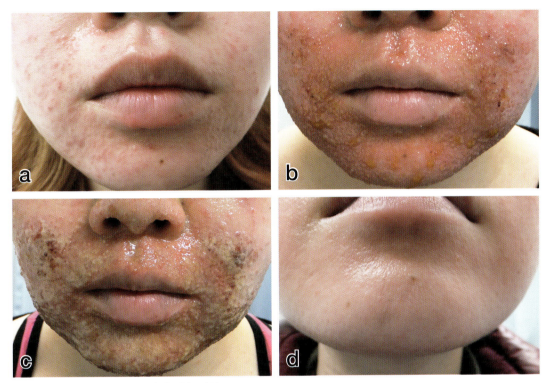

図45 重症酒皶様皮膚炎の治癒過程（1）

　図45の症例（20歳台女性）は，1年以上前からステロイド外用をほぼ毎日続けていたところ紅斑とニキビ様丘疹があごから頬にかけて多発してきたことと，ステロイドを中止すると1週間後には図45bのように紅斑が強くなり滲出液が出るようになった，ということで来科された．なお，図45bの状態で元のステロイド外用薬を塗ると数日で図45aの状態に戻るということであった．

　本症例では，病歴と図45aにみられる痤瘡様丘疹と紅斑から酒皶様皮膚炎と診断できる（図35，41，42参照）．

　治療は，ステロイド中止後14日目に写真cのように表面に浸軟した角層痂皮が付着し，3週目から乾燥し始め，ほぼ2カ月で紅斑と鱗屑が付いた状態に戻った．完全に元の状（図45d）になるには1年半ほどかかった．その間，痤瘡様丘疹と紅斑が強くなるときはミノサイクリン100 mg/日分1，抗アレルギー薬の内服を行い，外用は基本的にはワセリンを用いた．

3 鑑別演習症例3（図46）

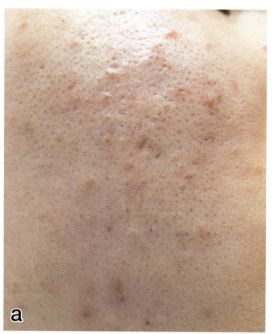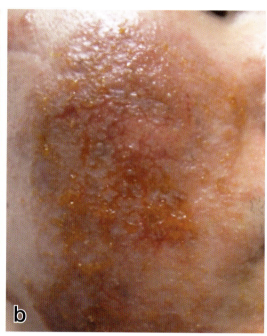

図46 重症酒皶様皮膚炎

　図46症例（18歳男性）も，ステロイド軟膏の外用を1年以上毎日外用していたところニキビができて，治らないとのことで来科した．なお，ステロイド外用を中止すると頬が火照って，紅斑が強くなるので，やめられなかったとのことである．

　紅斑を伴った毛囊性皮疹が多数両頬部にみられ，全体として紅斑局面となっている．ステロイド外用薬を中止すると両頬部に熱感が生じるとのことから酒皶様皮膚炎と診断できる（図35，41，42参照）．

　この患者ではステロイド外用を中止しても2週間はそれほど悪化しなかったが，4週目から図bのように頬の皮膚に滲出液が噴き出し，浸軟した角層が亀裂を生じ，ほてりが強くなった．

その後，2週間しても症状は変化しなかったので，プレドニゾロン内服10 mg/日で1週間，その後7.5 mg/日で3週間，以後1 mg/日の減量を3週ごとに行って3 mg/日以後は4週ごと1 mg/日の減量で終了した．プレドニゾロン10 mg/日で1週間後からは略治の状態で，中止時には完全に治癒し元に戻っていた．

　酒皶様皮膚炎でもステロイド外用を中止すると，図45cや図46bの症例のように透明な体液が漏出してくるほど，表皮のバリア機能を傷害するような表皮主体の病変を生じてくる症例が，ときにみられる．ステロイド中止とミノサイクリン（炎症の抑制），抗アレルギー薬でリバウンド時期を乗り切れないときは，ステロイド内服と慎重な減量でも対処できる．

4 鑑別演習症例4（図47）

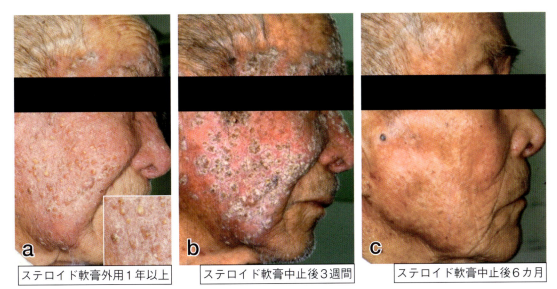

図47 重症酒皶様皮膚炎の治癒過程（2）

　図47の症例（80歳台男性）も，ステロイド軟膏の外用を1年以上毎日外用していたところニキビができて，治らないとのことで来科した（図47a）．なお，ステロイド外用を中止すると頬が火照って，紅斑が強くなるので，やめられなかったとのことである．以上から酒皶様皮膚炎と診断できる（図46参照）．

　この患者ではステロイド外用を中止し後，毛嚢性丘疹を中心に滲出液が痂皮化し，厚く堆積してきたので，亜鉛華軟膏をリント布に伸ばして貼付を行った．その後1週間後に痂皮が取れて，丘疹も徐々に平坦化し，正常に近い皮膚表面が島状に出現してきた（図47b）．その間，ミノサイクリン100 mg/日分1と抗アレルギー薬の内服は続けた．6月後にはほぼ治癒した（図47c）．なお，毛嚢虫が初期には多数検出されたが3〜4週で消失した．

5 鑑別演習症例5（図48）

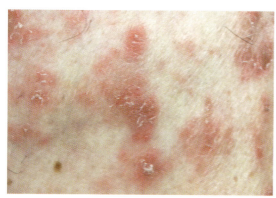
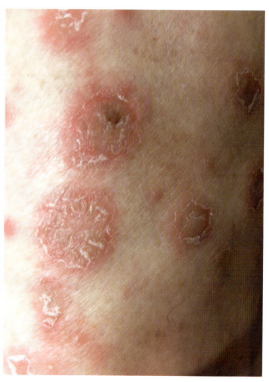
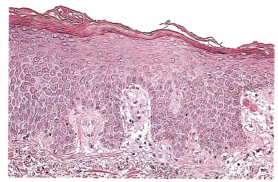

図48 皮脂欠乏性皮膚炎の臨床と病理組織

　図48は80歳台男性（図30の症例）の側腹部と大腿に，小斑（パッチ）状の紅斑とその上に鱗屑が付着し，個疹はだんだん大きくなった．

　この臨床像を観察すると，まず漿液性丘疹は見当たらない．紅斑鱗屑皮疹の中に点状の痂皮は見当たらない．以上からアレルギー性接触皮膚炎は否定される．

　脂漏性皮膚炎との鑑別はむずかしくなるが，紅斑辺縁に扁平な毛囊性丘疹がないこと，鱗屑が白く乾燥して湿っていないことおよび側腹部と大腿では脂漏性皮膚炎はみられないことから，ほぼ否定される．

　しかし，痒みが少なかったり，ステロイド外用と保湿剤で1週間以内に皮疹が消失しない場合は，菌状息肉症（図50，図51参照）が疑われ生検が必要である．

　図48左下の病理組織はこの患者の同様の皮疹からの試料である．角層は一部顆粒層が残っているものの，コンパクト角層で不全角化もみられる．表皮の下層2/3には細胞間に均質な軽度の浮腫（海綿状態）がみられる．表皮内に軽度リンパ球浸潤はあるが点状海綿状態はない．表皮上層には細胞間に浮腫がなく角層には痂皮もなく乾燥している．特徴的な皮脂欠乏性皮膚炎の病理組織といえる．

　なお，尋常性乾癬とは次の点で臨床上鑑別できる．尋常性乾癬では，1) 真皮乳頭の挙上と毛細血管の拡張があるので紅斑がもっと紅い．2) 表皮肥厚の程度と立ち上がりが皮脂欠乏性皮膚炎より顕著であるので皮疹の境界がより明瞭である．3) プロテアーゼ活性と表皮ターンオーバーが早いので，爪で擦ると鱗屑が白色で層状に剥離する．4) 皮脂欠乏性皮膚炎では紅斑以外の部位にも鱗屑がみられる．

6 鑑別演習症例6, 7（図49）

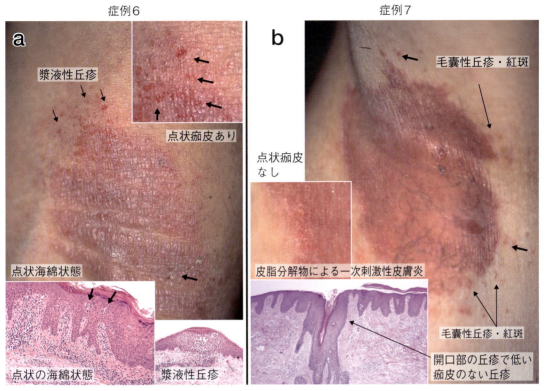

図49 アレルギー性接触皮膚炎と脂漏性皮膚炎の皮疹鑑別のロジック

　図49aの臨床写真は肘窩の紅斑で辺縁には微小な漿液性丘疹が分散してみられる（拡大挿入図矢印）．紅斑の中程では点状痂皮になっていて，細かい鱗屑もまじえる．この臨床は図49a下の病理組織に示すような表皮内の点状の海綿状態の存在を示唆する（ここで提示している病理組織は別の症例の標本であるが，理解するために再掲している）．

　一方，図49bの臨床写真も，図49a同様の腋窩の紅斑である．しかし，紅斑の辺縁に図49aにみられたような漿液性丘疹はみられない．扁平な毛嚢性丘疹がみられ，その頂上には痂皮はなく微小な鱗屑が付いている（図49b拡大挿入図）．紅斑の中央にも点状痂皮はなく，細かい鱗屑のみである．この臨床は図49b挿入病理図に示すように，点状海綿状態はなく毛孔部の鱗屑と鱗屑を伴った肥厚した表皮の病理組織像を示唆している（ここで提示している病理組織は別の症例の標本であるが，理解するために再掲している）．

　すなわち，症例49aはアレルギー性接触皮膚炎であり，症例49bは脂漏性皮膚炎である．このように，病理組織をイメージしながら直径1mm以下の漿液性丘疹，点状痂皮，扁平な毛孔性丘疹の有無をルーペで確認すれば，診断は確実である．

12 菌状息肉症紅斑期の皮疹の診方：皮脂欠乏性皮膚炎と紛らわしい表皮主病変疾患と鑑別演習

1 菌状息肉症の初期の臨床と病理組織像

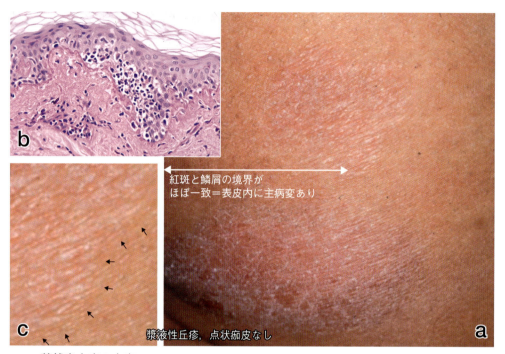

図50 菌状息肉症の皮疹

　この症例（図50）では，境界明瞭な紅斑と紅斑上に付着した細かい鱗屑がみられ，鱗屑と紅斑の境界は一致している（図50c 矢印）．したがって，**表皮内が主病変である**．点状の漿液性丘疹および点状の痂皮がなく，アレルギー性接触皮膚炎は否定でき，皮脂欠乏性皮膚炎がもっとも疑われる．

　しかし，皮疹部以外に鱗屑がほとんどないことと，痒みがないこと，いろいろ軟膏（保湿剤と弱いステロイド軟膏？）を塗っても同じ部位に数カ月以上出没が続いたことから，斑状類乾癬，菌状息肉症も疑う必要があった．

　そこで生検を行い，組織所見（図52b）から菌状息肉症と診断した．この組織像をよく観察すると，異型リンパ球が表皮内に微小膿瘍をつくっている．微小膿瘍の周囲のケラチノサイトは密に接着し海綿状態をつくっていない（そのため微小膿瘍になる）．異型リンパ球は脱分化

しサイトカインを正常に分泌できないので，ケラチノサイトに作用して海綿状態をつくれないと推察できる．

　したがって，臨床および組織像（角層のバスケットウィーブパターンの中に漿液の凝固物／痂皮がない）が示すように鱗屑は乾燥し，脂漏性皮膚炎とは鱗屑の乾燥度で鑑別できる．しかし，皮脂欠乏性皮膚炎とは紅斑と乾いた鱗屑という点で酷似する．

　このように，皮脂欠乏性皮膚炎の個疹は，診断時の臨床所見だけでは斑状類乾癬，菌状息肉症と鑑別しがたい．ステロイド外用の反応性や，皮疹の発生部位や形，紅斑と鱗屑の時間的経過や，瘙痒など総合的な判断からこれらの疾患を疑って（ベテランになると暗黙知のうちに疑うことが多い），生検／組織診断ではじめて確定診断ができるので，注意が必要である．

2 鑑別演習症例8, 9（図51）

症例8

症例9

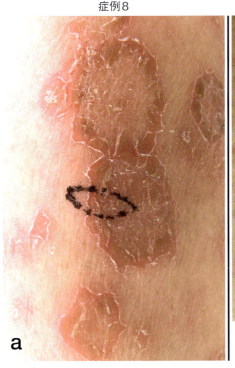
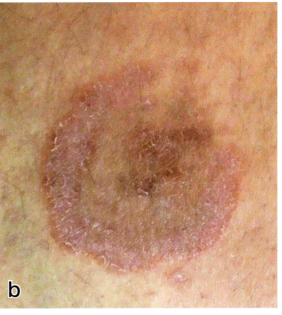

図51 皮脂欠乏性皮膚炎と菌状息肉症の皮疹の類似性

　図51aは80歳台男性である．環状にみえる紅斑と辺縁に環状の鱗屑がみられる．中央は細かい鱗屑が付いてるが，紅斑の度合いは少ない．紅斑のない部分にも細かい鱗屑がみられるが，明瞭な紅斑と鱗屑が一致して存在していることから表皮内の疾患と判断できる．しかし，0.5～1mmの点状の漿液性丘疹および点状の痂皮がなくアレルギー性接触皮膚炎は否定される．以上からは皮脂欠乏性皮膚炎がもっとも疑われる（病理組織診断で確認，前述図30参照）．

　図51bは20歳台女性で，環状の紅斑と紅斑上に鱗屑がみられる．この症例も図51aと同様の皮疹が認められ，同様にアレルギー性接触皮膚炎は否定され，皮脂欠乏性皮膚炎がもっとも疑われる．しかし，図51bは数軒の医院を回ったが3週間しても治らないということで来科された．

　両患者ともに生検を行った．生検の結果，前者は皮脂欠乏性皮膚炎であった（図30，48と同じ症例）．

　両者の鑑別はこの臨床写真撮影時の臨床像からは困難であるが，ステロイド外用や経時的変化によって鑑別が可能である．すなわち，菌状息肉症ではステロイド外用の反応が遅い，1週以上かかり完治には至らない，瘙痒が少ない，皮疹の分布変化が数週単位であることがあげられ，一方，皮脂欠乏性皮膚炎ではステロイド外用の反応が早く数日単位で改善し，必ず完治する，瘙痒がある（とくに入浴開始時）ことなどの違いがある．

　したがって，図51bのように，ステロイド外用の反応が悪い，個々の皮疹の持続時間が長いなどの症状をみたら，斑状類乾癬や菌状息肉症の可能性があることが，ある程度推測される．この場合は，確定診断のための生検が必要である．

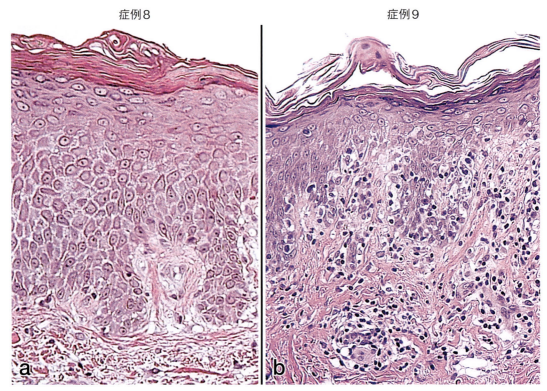

図52 皮脂欠乏性皮膚炎と菌状息肉症の病理組織（図51の症例）

　臨床写真図51bの病理組織像（図52b）は表皮真皮境界部および表内に異型リンパ球（核の大きさに大小や切れ込みがあり，染色性に濃淡がある）が多数浸潤し一部は表皮内に微小膿瘍を形成していることから，**菌状息肉症**と診断できる．表皮上層には海綿状態がなく角層には痂皮がなく鱗屑が乾燥していることを示している．

　これに対して，臨床写真図51aの組織（図52a）は表皮下層に細胞間浮腫（海綿状態）がディフューズにあり，リンパ球の表皮内浸潤もほとんどない．角層はコンパクト気味であるが（コンパクト角層→図6,7参照）痂皮はなく，一部に軽度の不全角化がある．典型的な皮脂欠乏性皮膚炎像である．

　これらは鱗屑が臨床，病理組織とも酷似しているので，臨床所見からの鑑別は困難である．

3 鑑別演習症例10, 11（図53）

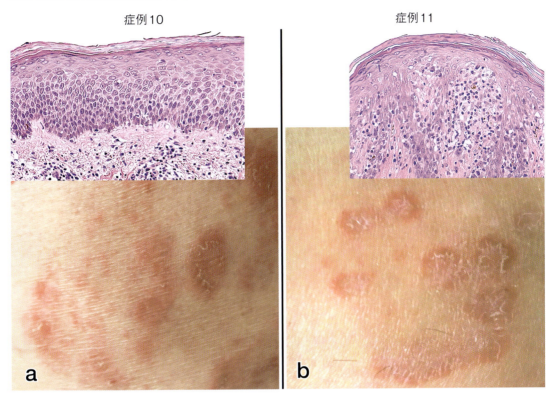

図53 皮脂欠乏性皮膚炎と菌状息肉症の皮疹と病理組織（1）

　図53aは70歳台男性で，爪甲大の紅斑が互いに融合して紅斑の上に鱗屑がみられる．一部に辺縁に環状の鱗屑がみられる環状の紅斑もある．鱗屑は紅斑の上に一致して存在し，表皮内の疾患と判断できる．しかし，点状の漿液性丘疹および点状の痂皮がなくアレルギー性接触皮膚炎は否定される．また，脂漏部位でないこと，扁平な毛囊性紅斑もないことから脂漏性皮膚炎も否定される（図31参照）．以上からは皮脂欠乏性皮膚炎がもっとも疑われる．

　図53bは20歳台女性（図51bと同じ症例の他の部位）で環状の紅斑と紅斑上に鱗屑がみられる．鱗屑は環状紅斑の辺縁より内側に白く浮いていて，環状の形態が際立っている．この症例も図53aと同様にアレルギー性接触皮膚炎および脂漏性皮膚炎は否定されるが，皮脂欠乏性皮膚炎にしては環状紅斑の縁を軽く触れることができること，ここにみられる6個の環状紅斑がほぼ真円形であること，紅斑の赤さも弱く褐色がかっていることなどから皮欠乏性皮膚炎とは診断しかねる．さらに，個疹の寿命が数週間以上でステロイド外用に対する反応が悪いことから，菌状息肉症の疑いが強くなり生検することになった．

　生検の結果，図53aは皮脂欠乏性皮膚炎であったが，図53bは菌状息肉症であった．

4 鑑別演習症例12, 13（図54）

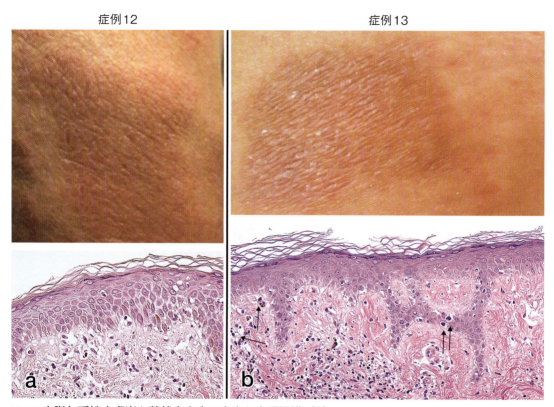

図54 皮脂欠乏性皮膚炎と菌状息肉症の皮疹と病理組織（2）

　図54aの臨床は数週間前から鱗屑を伴った紅斑が小斑（パッチ）状に多発してきた60歳台女性の下腿である．瘙痒は強い，とくに入浴した瞬間が強く感じる．紅斑のないところにも鱗屑がある．点状痂皮，漿液性丘疹の集簇はない．という所見が確認できれば診断は容易である．皮脂欠乏性皮膚炎である．ただし，斑状類乾癬や菌状息肉症も鑑別に入る．とくに，痒みがきわめて軽い場合は，可能性が高くなる．

　図54bは図51b，図53bに示す20歳台の女性（図51b，図53bの症例の他の部位）で，環状の紅斑と紅斑上に鱗屑がみられた症例と同じ患者の他の部位である．境界明瞭な紅斑とその上の鱗屑があり，皮脂欠乏性皮膚炎も菌状息肉症もともに漿液性丘疹や表皮上層に海綿状態を

つくらないので鱗屑が乾いており臨床症状からは鑑別がむずかしい．これも，保湿剤とステロイド外用薬に対する反応性の違いで疑いをもち，生検診断に頼らざるを得ない．

　その病理組織は表皮上層に海綿状態のないことと乾いた鱗屑は皮脂欠乏性皮膚炎と同じであるが，後者の症例では異型リンパ球（図54b矢印）がみられ，菌状息肉症と診断できる．

　しかし，両者の鑑別はこの臨床写真のように，図51b，図53bに示した部位と比較すると，菌状息肉症の臨床には皮脂欠乏性皮膚炎より多様性があることが多いことがわかる．このことから，生検前に菌状息肉症を疑って，生検をすることにした症例である．

5 鑑別演習症例14, 15（図55）

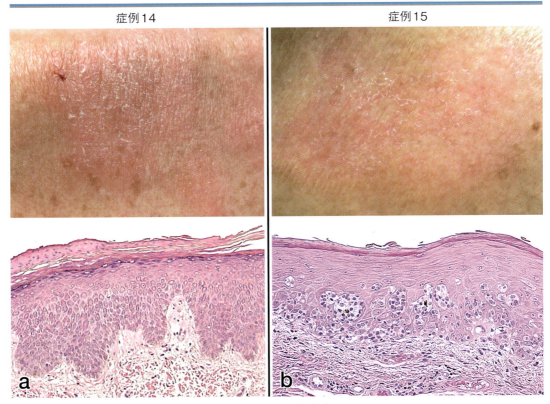

図55 皮脂欠乏性皮膚炎と菌状息肉症の皮疹と病理組織（3）

　図55aは70歳台男性（図30，48，53aの症例の他の部位）で淡い境界明瞭な紅斑で上に細かい乾いた鱗屑が付いている皮脂欠乏性皮膚炎の臨床像である．

　図55bは70歳台の男性で，数年以上前から小児手掌大から手掌大までの境界明瞭な紅斑が出没してだんだん数が増加してきた紅斑鱗屑局面が主症状である．この皮疹の辺縁部はやや色素沈着が環状にあり，その内側の皮膚表面が萎縮しているようにみえ，細かい乾いた鱗屑もわずかに付着している．これは自然治癒か，ステロイド軟膏外用の影響があるかもしれない．

　両者は臨床上皮疹の所見からは鑑別が困難であるので，皮膚生検が必要である．図55aの病理組織図は表皮深層に軽度の海綿状態があり（表皮上層にはない），顆粒層はあるがその上層に軽度の不全角化もある（この生検時より数週間前に表皮過増生・分裂・刺激の時期があったことを示唆）．痂皮はなく角層は乾燥している．皮脂欠乏性皮膚炎の像である．

　図55bの病理組織像では，表皮下層に多数のやや明るく染まる異型リンパ球からなる微小膿瘍がみられ，菌状息肉症と診断できる．表皮上層はコンパクトで浮腫がなく，角層は乾いている．コンパクト角層なので皮膚の肌理が正常よりやや粗になっている．

　やはり，皮脂欠乏性皮膚炎の診断時には，常に**菌状息肉症の紅斑期ではないかということを一度は考える必要がある**といえよう．

13 白癬の皮疹の診方：接触皮膚炎と紛らわしい表皮主病変疾患との鑑別演習

1 体部白癬の皮疹

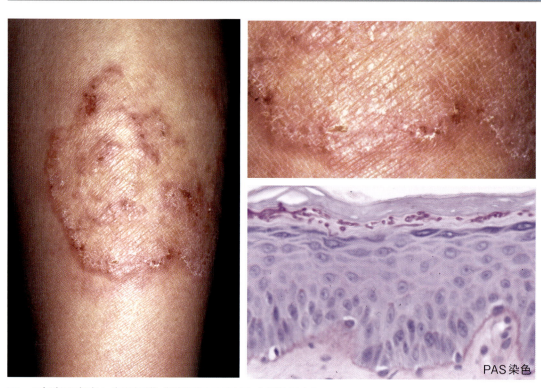

図56 白癬の皮疹と病理組織（断続的なステロイド外用中）

　体部白癬の皮疹は図56左に示しているように境界明瞭な紅斑，多くは環状にみえる紅斑の上に鱗屑が不規則に付いている皮疹が必発で，表皮主体の炎症であることが推察できる．さらに，紅斑の中に，漿液性丘疹や鱗屑を伴った丘疹が集簇してみられ，とくに紅斑辺縁では並んで堤防状にみえることが多い．

　これらの丘疹は表皮内の海綿状態（接触アレルギー性変化，真菌の分泌物が抗原と推察される）を伴う湿疹型丘疹である．この症例ではステロイド軟膏を外用したり中止したりしていたので中央部の炎症は弱く，辺縁ではステロイドの外用薬が行き届いていないためか，炎症が強い．

　図56右下の病理組織像（PAS染色）で角層内に紅く染まっている点状，線状の構造物が菌糸の横断，縦断像である．この症例ではステロイド外用のため，菌糸が角層内によく増殖しているが，表皮内真皮内に炎症はみられていない．菌糸は基本的に角質層内のみに存在し，表皮内には侵入しない．角質のケラチンを酵素で分解しながら栄養源としている．

2 手掌の白癬

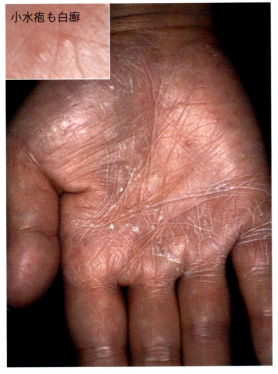

小水疱も白癬

図57A 手掌の白癬の皮疹

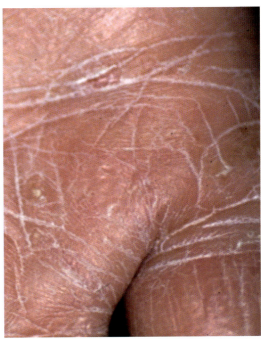

皺に沿って白くなると白癬

　掌蹠の白癬は体部白癬とかなり症状が違うことが多い．手掌の白癬では図57Aに示すように紅斑，丘疹が目立たなくて鱗屑が手の皺に沿って白線状にみえることが特徴である．

　白癬が紅斑，丘疹を生じない理由は，白癬菌が角質層内の上層で増殖するため（図57B 病理組織図），生細胞層から離れ免疫監視機構に入らないため炎症をおこせないからである．また，白い線を生じる理由は，角層内で増殖する真菌からのプロテアーゼでコルネオデスモソームが消化され，角層細胞間接着が減弱し，屈曲・伸展で細かく剥がれ，厚い角層内に隙間が生じるためと推察される．

　このように皺に白く鱗屑が生じる疾患は他にはないので，掌蹠の白癬の診断には重要である．この皺の鱗屑および小水疱（図57A 左上挿入図：よく探せば見つかる）では，苛性カリ標本で真菌が見つかる確率は高い．疑えば診断できる．

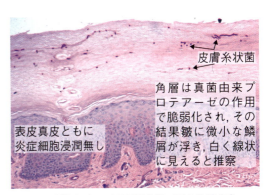

皮膚糸状菌

角層は真菌由来プロテアーゼの作用で脆弱化され，その結果皺に微小な鱗屑が浮き，白く線状に見えると推察

表皮真皮ともに炎症細胞浸潤無し

図57B 手掌白癬の病理組織像（PAS染色）

3 足底の白癬

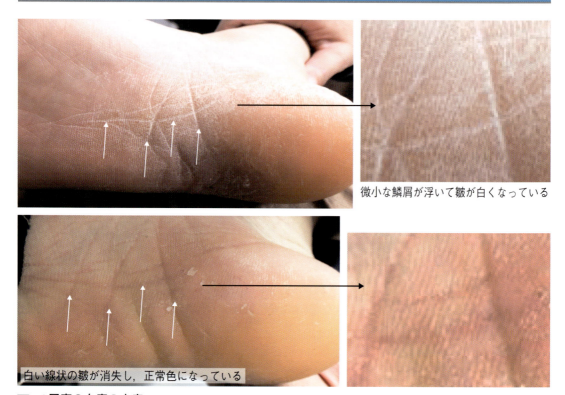

微小な鱗屑が浮いて皺が白くなっている

白い線状の皺が消失し，正常色になっている

図58 足底の白癬の皮疹

　図58の症例は足の裏が白くなって硬いという主訴で，他医で保湿剤を処方されているが治らないという患者である．よくみると紅斑丘疹を伴わない微小な鱗屑と皺に沿った白線状の鱗屑が目立つ（図58上段）．

　足底の白癬は先に示した手掌の白癬と同様に，鱗屑のために皺が白線状にみえることから臨床的に白癬を疑い，苛性カリ鏡検をする必要がある．苛性カリ標本で白癬が認められ，臨床所見と合わせて，足白癬の診断の元で抗真菌薬の外用と内服を行い，数カ月後完治している（図58下段）．

　掌蹠の白癬は，図57，58のように掌蹠の皺に沿って細かい鱗屑ができて白い線状にみえることがしばしばあり，特徴的である．このような例では必ず苛性カリ標本鏡検が必要である．

　これは前述したが（図57），角層内の角層細胞間接着がプロテアーゼのために分解されて，伸展・屈曲耐性が弱くなって，皺の部分で鱗屑が白く浮くためであると推察される．

4 鑑別演習症例16（図59）

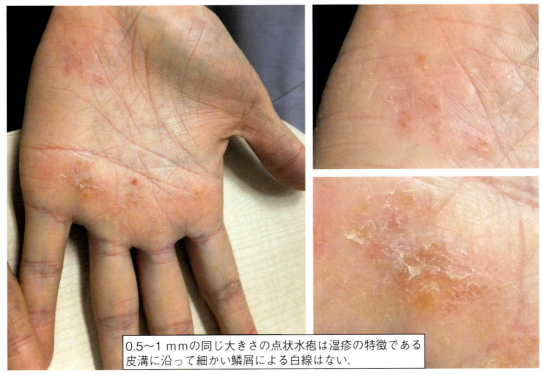

0.5〜1mmの同じ大きさの点状水疱は湿疹の特徴である
皮溝に沿って細かい鱗屑による白線はない．

図59 手掌のアレルギー性接触皮膚炎の皮疹

　図59の症例は手掌に痒みを伴う小水疱，漿液性丘疹の集簇と紅斑鱗屑からなる皮疹である．0.5〜1mmの同じ大きさの点状水疱と環状の鱗屑の集簇もみられ，これは湿疹（アレルギー性接触皮膚炎）の特徴である（→図14〜20参照）．

　皮溝に沿って細かい鱗屑による白線がないことや爪白癬のないことから，白癬ではないと推測できる．しかし，必ず苛性カリ標本の鏡検で真菌要素のないことを確認したのちに，手湿疹（アレルギー性接触皮膚炎）と診断することが肝要である．その理由は，白癬菌要素に対するアレルギー性接触皮膚炎の症状が，白癬の皮疹の1つの主たる要素であるからである．

5 鑑別演習症例17（図60）

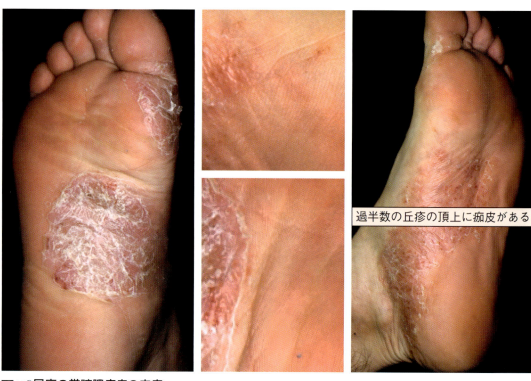

図60 足底の掌蹠膿疱症の皮疹

　図60の2症例は掌蹠に痒みを伴う小水疱と膿疱の集簇と紅斑鱗屑からなる皮疹である．0.5～2 mmの同じ大きさの点状水疱に加えそれより大きい膿疱も混じている所見は両症例共通で，**掌蹠膿疱症**の皮疹としての特徴である．

　先ほどの図59で述べた手湿疹では膿疱はなく，漿液性丘疹も小型（直径0.5 mm前後）で，密に集簇する傾向が強いので，鑑別できる．

　掌蹠膿疱症を疑う皮疹の場合は，手掌，胸鎖肋関節炎，その他の関節炎，全身の皮膚症状，内科的，耳鼻科的な検査などをよく診察する必要がある．

　皮溝に沿って細かい鱗屑による白線はないことから，白癬ではないと推測できる．また，水疱型の掌蹠の白癬の可能性は常に苛性カリ標本の鏡検で真菌要素のないことを念のために確認し，確信をもって否定することは必須である．

　掌蹠膿疱症は，足白癬として誤診されている例が少なからず認められるので，注意を要する．

6 鑑別演習症例18（図61）

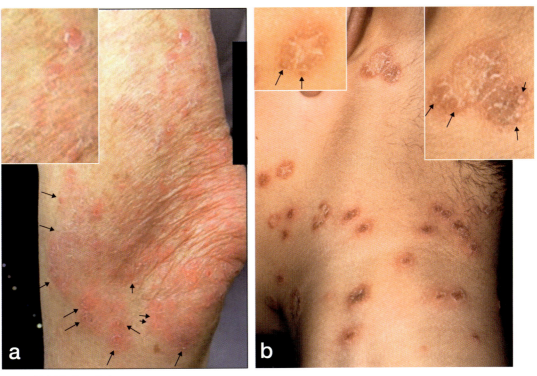

図61 体部白癬の臨床

　図61の2症例は痒みを伴う小水疱，丘疹の集簇と紅斑鱗屑からなる皮疹である．境界明瞭な紅斑であり，図61aでは紅斑の辺縁は丘疹（漿液性丘疹も含む）が並んで明瞭で，大きな環状紅斑ともいえる（図61a矢印）．

　図61bは多くは環状にみえる爪甲大までの紅斑が首回りに多発しており，紅斑辺縁ではやはり鱗屑を頂上に伴った丘疹が並んでいる（図61b矢印）．また，紅斑の上に鱗屑が不規則に付いている．

　両者とも境界明瞭な紅斑と鱗屑，漿液性丘疹を伴うことから**表皮主体の炎症**であることが推察できる．環状に丘疹が辺縁に並んで中心治癒傾向を示す紅斑は，白癬が中心から外方に向かって角層内で増殖するために生じる白癬に特徴的な所見である．しかし，苛性カリ標本の鏡検で真菌要素の確認によって診断することは必須である．

　図61aは培養同定の結果 *Trichophyton rubrum* による足白癬，図61bは *Microsporum canis* による飼い猫から感染した体部白癬と確定診断した．

7 鑑別演習症例19, 20（図62）

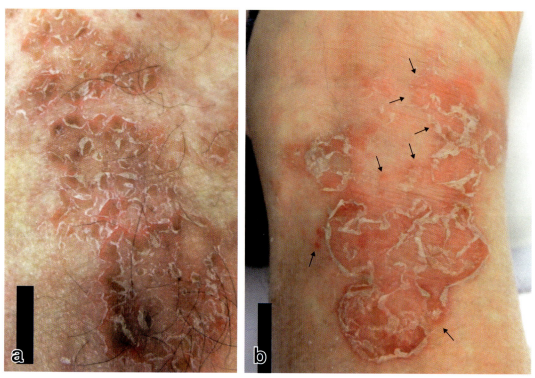

図62 皮脂欠乏性皮膚炎とステロイド外用中の体部白癬の皮疹

　図62a, bの臨床はよく似た紅斑と鱗屑を呈し，瘙痒を伴っている．ともに環状の紅斑とその辺縁に紅斑の縁を縁取るように幅1～2 mmの鱗屑が数mmから10 mm以上の長さで襟飾り状に形成されて，付着している．

　図62a（80歳台男性）は図48に示した皮脂欠乏性皮膚炎の症例と同一患者の他の部位の皮疹である．苛性カリ標本鏡検所見は陰性であり，**皮脂欠乏性皮膚炎**と診断できる．

　一方，図62b（70歳台女性）は亜急性多形痒疹の患者さんをデルモベート軟膏で治療中に単純痒疹が消失した後に生じた皮疹である．この臨床からは即体部白癬とは診断しがたい．しかし，紅斑辺縁部に丘疹（図62b 矢印）と鱗屑が環状にみられることから，体部白癬と疑って鱗屑の苛性カリ標本鏡検を行ったところ真菌要素が多数認められ，**体部白癬**と診断できた．

　紅斑と鱗屑，丘疹が環状に形成され辺縁の境界が明瞭である表皮性疾患の場合は，白癬を一度は疑い苛性カリ標本鏡検を行うことは，適切な診断治療のために必須である．

8 鑑別演習症例21（図63）

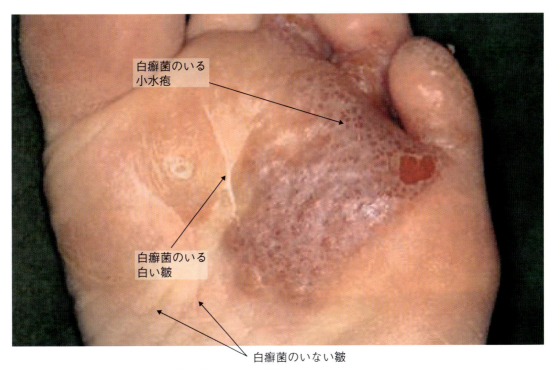

図63 足底の白癬とアレルギー性接触皮膚炎の合併

　図63のような症例はしばしばみられる．白癬の診断の元に抗真菌外用薬を1〜2週続けたところ，1mm大の漿液性丘疹の集簇局面とびらんが生じ，痒みが強いという患者である．苛性カリ標本で真菌要素がみられたが，抗真菌外用薬によるアレルギー性接触皮膚炎の併発も否定できない．

　紅斑の端から皺に沿って白線がみられるので，苛性カリ標本鏡検をする前から真菌要素があると推察できる（鏡検に確定診断は必須）．

　治療は，抗真菌外用薬によるアレルギー性接触皮膚炎の合併の疑いも強いことから，抗真菌薬の内服とステロイド軟膏と亜鉛華軟膏貼付を3〜4日行って，皮疹の湿潤がほぼ改善したところで別の抗真菌薬の外用を続けることで，治癒させることができた．

院長コラム **5**

人は言葉で考えることができるが，絵ではできない

学生に**図55b**について診断を聞くと，『わかりません』という．そこで，所見を言わせると，『表皮の中に明るい細胞があります』としか言わない．『大きさは？ 形は？ 分布は？』と聞くと，『大小不規則で，丸いものが多いが不整形の細胞もある，分布は密度の高く集塊になっているところ，低いところがあり一定の傾向がありません．核の色調についても濃いもの淡いものがあり一定ではないです』と答える．

そこで『もう一度，一気にくり返してみなさい』と言うと，『あっ，なんかの悪性腫瘍ですか？』と気づいて聞いてくる．そこで，『僕に聞くのではなく，自分で結論を出すのが医者です．医者は孤独なのです』と言うと，

ようやく『表皮内にある癌か，浸潤した癌です』と答えられるのである．そこで，『その表皮内の細胞はどんな細胞か？』と聞くと，『リンパ球です』『では何の悪性腫瘍か？』と尋ねると，そこでついに『あっ，悪性リンパ腫です』と答えるに至った．その時，私はその学生に，『君は初めて見た組織に，初めて自分で悪性リンパ腫という診断をしたでしょう？』とほめるのである．

人は見えるものを言葉にしないと考えられないので，言葉にしてはじめて，脳の言葉で整理されたファイルに到達する．所見を言葉としてノートに取ることが，すべての画像診断研修の最初であるといえよう．

第3章

真皮を主病変の場とするが
表皮も巻き込む
炎症性皮疹の診方

第3章 真皮を主病変の場とするが表皮も巻き込む炎症性皮疹の診方

1 痒疹

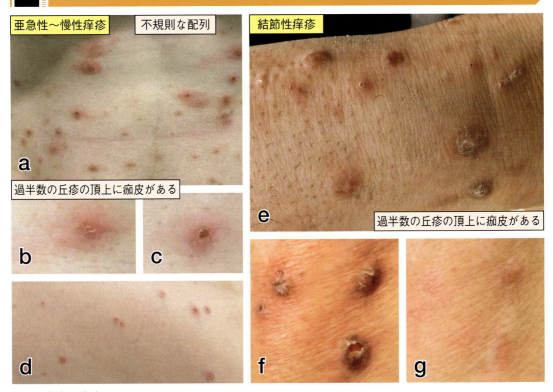

図64 痒疹の臨床

　痒疹は，初期は個疹の紅斑／膨疹あるいは漿液性丘疹の状態で，直ちに充実性丘疹となり，長く続く（引用：MinorTextbook 皮膚科学第8版，上野賢一，大塚藤男，金芳堂）と，多くの教科書では記載されている．

　痒疹の臨床像は米粒大から大豆大までの充実性丘疹／小結節で丘疹の過半数にその頂上に痂皮を伴う．ごく初期には膨疹様の丘疹で，掻破により丘疹の頂上に痂皮を伴う漿液性丘疹を形成する（図64a～d）ことが多いが，湿疹の漿液性丘疹のように大きさが1mm以下でかつ密集することはなく，集簇はするが個疹は孤立性である（図64a～d）．初期の皮疹が痂皮や鱗屑を伴っていない紅斑と膨疹であることは**病変の首座（初発，原発）が真皮である**ことを意味する．

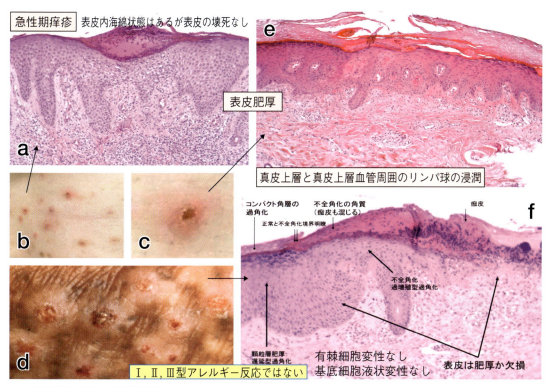

図65 痒疹の臨床と病理組織

　真皮の炎症が表皮に及んでくるときは漿液性丘疹ということになるが，このときは表皮病変も続発し，真皮乳頭層の浮腫とともに表皮内にも海綿状態を生じ，最終的には痂皮を形成する（図65a～f）．このとき，表皮も肥厚してやや硬い痒疹の出没をくり返すため，亜急性痒疹ともいえる（図65c，e）．

　長期間皮疹が続くと表皮肥厚も続発し，硬い結節性痒疹（図64e，f，図65d，f）となる．結節性痒疹の側面斜面は顆粒層が肥厚し，角層がコンパクトになっているので，皮膚の肌理は消失してスムーズである（図65d，f）．

　上記のような難治の痒疹にstrongestクラスのステロイド軟膏に亜鉛化軟膏リント布を貼付する治療（→図64も参照）を数カ月くり返して，治癒した後はやや瘢痕様になり，脱色素斑を残す（図64g）が，反応性穿孔性膠原線維症にみられる（図67d：後述）ような真円形のクレーター状の瘢痕は生じない．

2 反応性穿孔性膠原線維症

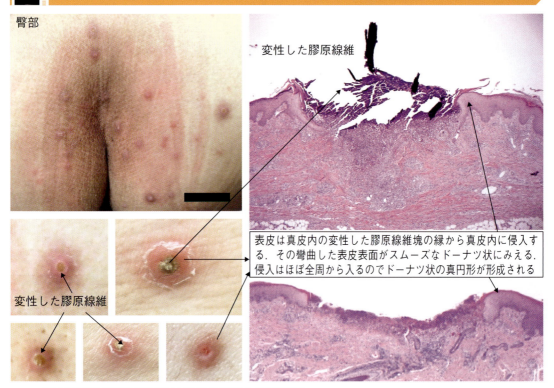

図66 反応性穿孔性膠原線維症の皮疹の特徴と病理組織

　反応性穿孔性膠原線維症（reactive perforating collagenosis：RPC）の皮疹は，真皮浅層の膠原線維が何らかの原因で変性（糖尿病の微小血管病変の結果など）し，その部に痒みが生じ，丘疹も生じ始め，搔破などで表皮が欠損するとその辺縁から真皮内に表皮断端が侵入して，変性膠原線維を包み込んで表皮外に排出する過程で生じる痒疹状の丘疹である（図66：70歳台男性，随時血糖 257 mg/dL，Hb_{A1C} 8.5）．

　臨床的には一見しただけでは痒疹と鑑別がむずかしいが，よく観察すると鑑別できる．表皮は真皮内の変性した膠原線維塊の縁から真皮内に侵入する．その彎曲した表皮表面がスムーズなドーナツ状にみえる（図66左側矢印）．侵入は生体組織反応としてほぼ全周から入るのでドーナツ状の真円形が形成される（図66右側矢印）．その結果，変性した膠原線維が白色調の微小線維の塊としてドーナツ状堤防の中心に付着することになり，血痂とは違ってみえる．

　結節性痒疹（図64e：40歳台女性）ではドーナツ状のスムーズな堤防状辺縁が形成されないので，痂皮は真円形でなく，おおむね辺縁がぎざぎざした血痂になっていることが図64，図65と図66を比較するとわかる．変性した膠原線維は丘疹の中央のクレーター状の中央に白色調の変性物質としてみられ，通常は血痂を伴わない（痒疹ではしばしば伴う）．

　単純痒疹，結節性痒疹では中央の陥凹の縁が不規則で真円形にならない（図65c，d，f）ので鑑別できる．ただ，反応性穿孔性膠原線維症でも初期は鑑別しがたいが，痒疹様皮疹に多数のドーナツ状の縁をもつ痒疹様皮疹があれば，診断できる．

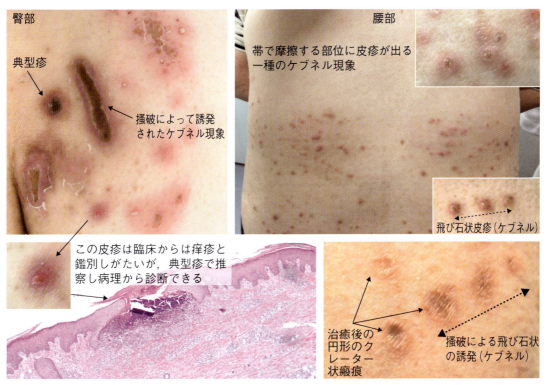

図67 反応性穿孔性膠原線維症の皮疹は外力の加わる部位にできる

　反応性穿孔性膠原線維症では，糖尿病の合併（約83％，腎不全52％）が多い．図67左上の症例（40歳台女性，Hb_{A1C} 11.5）では来院時は臀部に典型的なドーナツ状の皮疹とそれを引き延ばしたような中心潰瘍にみえる皮疹が2個およびステロイド軟膏長期に外用したための毛囊炎（膿疱）が数個みられた．皮疹は臀部の摩擦する部分にのみみられた．

　糖尿病の治療は3カ月でHb_{A1C} 7.0に改善し，皮疹も瘢痕を残して治癒した．

　また，図67右上の症例（50歳台女性，HbA1C 7.9）では，帯を巻いて摩擦する腰部に集中して反応性穿孔性膠原線維症の典型疹が集簇してみられた．

　糖尿病の治療は6カ月でHb_{A1C} 6.3に改善し，皮疹も真円形でクレーター状の瘢痕を残して治癒した（結節性痒疹では図64f，gに示すように治癒後クレーター状にならない）．

　これらの症例の臨床は，糖尿病に併発する毛細血管の脆弱性に伴って，摩擦による局所の毛細血管の障害が誘発されて皮疹が形成されるという可能性を示唆している．

3 色素性痒疹

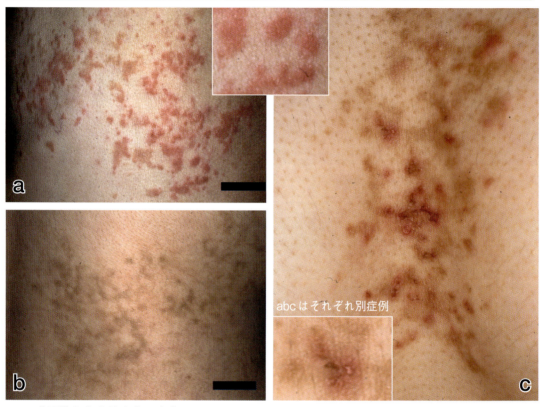

図68 典型的な色素性痒疹の皮疹

abcはそれぞれ別症例

　色素性痒疹は思春期の女子の背・項・上胸部に好発．発作性に蕁麻疹様膨疹，小水疱・漿液性丘疹，次いで紅色丘疹が反復出現し，後に粗大網目状色素斑を残す（引用：Minor-Textbook皮膚科学第8版，上野賢一，大塚藤男，金芳堂）と多くの教科書では記載されている．また，糖尿病，ダイエットなどの関与があること，ミノサイクリン，DDSに反応するが，ステロイド外用には反応しないことも加えて記載されている．

　図68aが粗大網目状配列をしている蕁麻疹様膨疹〜紅色丘疹（図68a拡大図）であり，図68bが治癒後の粗大網目状色素斑（aとは別の症例）である．

　また，図68cの症例では新旧の皮疹と皮疹に連続する色素斑が混在して粗大網目状〜珊瑚状配列をしている．図68c拡大挿入図には微小水疱と痂皮もみられる．

　これがほぼ典型的な色素性痒疹の臨床像である．

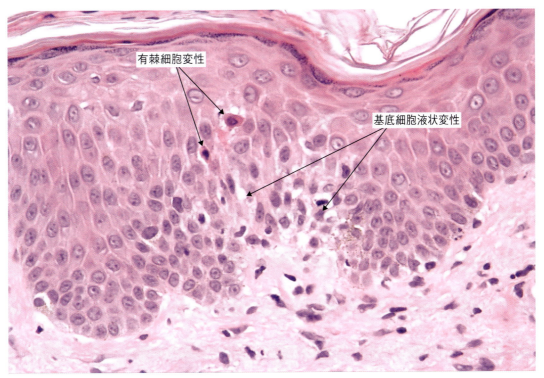

図69 色素性痒疹の病理組織の特徴（1）

　色素性痒疹の完成した皮疹の病理組織は，図69に示すように，基底細胞の液状変性，有棘細胞の個別的変性，および，真皮の血管周囲のリンパ球の浸潤が特徴的である．時には多核白血球，好酸球の浸潤もみられる．

　また，不全角化の角層と顆粒層の形成が同時に比較的よくみられる（図69左上の角層）が，この所見から個疹の初期には表皮の回転が上がり不全角化を生じ，次いで基底細胞の液状変性が生じ表皮の増殖回転が抑制され顆粒層が形成されると推察される．かつ，臨床的には皮疹寿命の後期にみられる基底細胞の液状変性によって色素沈着が形成されると推察される．

　したがって，皮疹の活性の時期によっては不全角化のみのときも，顆粒層と基底細胞の液状変性を示し扁平苔癬と類似した所見を呈するときがあると推察される．

　また，色素性痒疹では末梢血の好酸球の上昇がみられることが多い．

第3章 真皮を主病変の場とするが表皮も巻き込む炎症性皮疹の診方

1 鑑別演習症例22（図70）

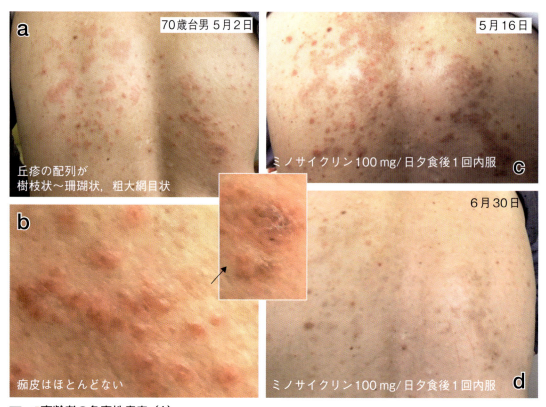

図70 高齢者の色素性痒疹（1）

　典型的な色素性痒疹は若年者にみられるが，60歳以上の高齢者においてもみられることも稀ではない．

　図70は1年以上前からステロイド外用と少量のステロイドと抗ヒスタミン剤合剤の内服でも治らない亜急性〜慢性痒疹ということで紹介されてきた患者の所見である．皮疹は膨疹様丘疹ないしは痒疹でほとんど痂皮はないが，一部の痒疹に鱗屑を伴っている（図70b拡大図）．このような痒疹が集簇しつつ網目状，樹枝状の配列をしている．

　このほとんど痂皮のない痒疹の樹枝状配列とステロイド内服（プレドニゾロン相当5 mg/日前後）・外用ステロイドの効果が低いことから色素性痒疹を疑い，ミノサイクリン100 mg/日夕食後1回内服投与を開始した．14日目には，6カ月以上改善のなかった皮疹と痒みもほとんど消失し，粗大網目状（図70c）色素沈着とまだ若干紅斑を伴う残存痒疹となった．さらに，8週間後には粗大網目状の色素沈着を残すのみとなった（図70d）．

　これらの臨床所見と治療経過から，色素性痒疹と確定診断できる．

88

2 鑑別演習症例23（図71）

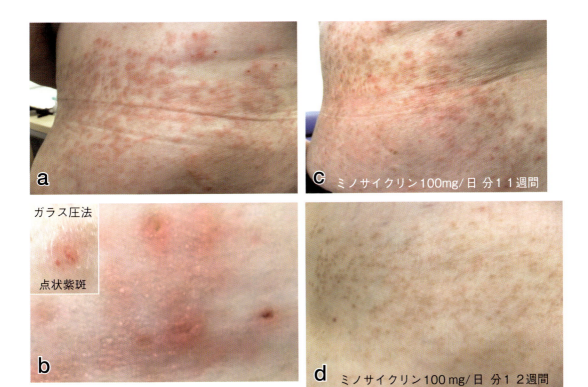

図71 高齢者の色素性痒疹（2）

　図71も70歳台の高齢女性で慢性痒疹ということで1年前からステロイド外用薬，抗アレルギー薬，低用量ステロイド内服治療で良くならないということで紹介されてきた患者である．

　この症例のほとんどの痒疹様皮疹はそのトップに痂皮がない珊瑚状，粗大網目状配列の配列をしており（図71a），強拡大で点状紫斑も認められる（図71b）．

　ミノサイクリン100 mg/日夕食後1回内服で1週間で痒みが軽減し皮疹がやや平坦化してきた（図71c）．さらに2週間後には配列が樹枝状〜珊瑚状となった色素沈着を残してほぼ治癒した（図71d）．これらの所見から色素性痒疹といえる．

第3章 真皮を主病変の場とするが表皮も巻き込む炎症性皮疹の診方

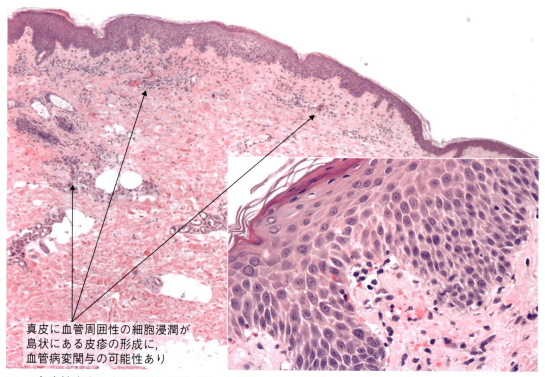

真皮に血管周囲性の細胞浸潤が島状にある 皮疹の形成に，血管病変関与の可能性あり

図72 色素性痒疹の病理組織の特徴（2）赤血球の真皮内漏出（図71の症例）

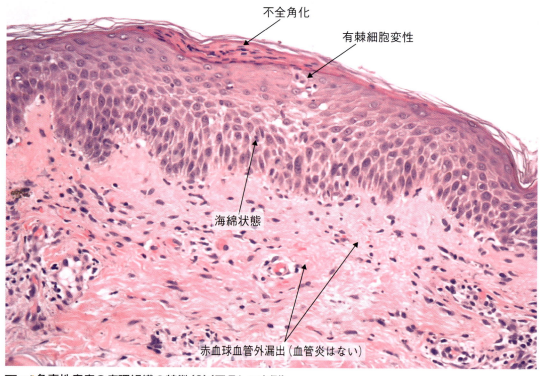

図73 色素性痒疹の病理組織の特徴（3）（図71の症例）

その病理組織を図72に示す．弱拡大による観察では表皮は皮疹部で肥厚している．一部に角質層の肥厚もみられ，丘疹上の点状鱗屑と推察される．真皮では血管周囲に比較的密に浸潤細胞が島状に集簇しており，血管病変の関与が推察される．

拡大像（図72挿入図）では，角層の一部肥厚は不全角化でこの皮疹では顆粒層が消失している．その部の表皮は下層で海綿状態がみられ，基底細胞には液状変性がみられる．

真皮乳頭層の毛細血管には血管炎の所見はないが，少数のリンパ球浸潤がみられる．その周りには赤血球が多数漏出している．赤血球は表皮内にもみられるが，このことは基底細胞の液状変性に伴って基底膜の破壊（バリアの破壊）され，結果として赤血球が受動的に表皮細胞間に迷入したことを示唆している．

図72の中央部の丘疹部の拡大像を図73に示す．角層の一部が不全角化を伴ったコンパクト角層になって肥厚し，その直下では顆粒層が消失している．変性した有棘細胞もみられる．表皮下層3分の2の有棘細胞間では明瞭なびまん性の浮腫（海綿状態）がみられるが，基底細胞の液状変性は必ずしも明瞭ではない．基底細胞の変性がみられないという所見は，表皮ターンオーバー時間が速くなり不全角化がみられ顆粒層が消失していることと矛盾しない．すなわち，この組織の皮疹は初期の紅斑の強い膨疹様丘疹であると推察できる．真皮乳頭層の毛細血管には血管炎の所見はないが，少数のリンパ球浸潤と赤血球が多数漏出している所見は同様にみられる．

これらの所見はこれまでの症例報告では述べられてこなかったが，色素性痒疹では血管病変も関与して，粗大網目状皮疹を形成していることが示唆される．

院長コラム 6

理念は行動の集積である

たとえば，「患者さんに優しい医療をしよう」という理念は誰でもが理解するかのような錯覚に陥るが，実際はおそらく．各医療従事者や一般市民のそれぞれが異なったイメージを持っていると思われる．そこで，具体的な行動目標を立てることで，理念が目に見えてくる．私の場合．『患者さんに優しい医療』として，① 患者さんを姓名で呼ぶ，② 診療前に自分の名前を言って挨拶する（初診時），③ 患者さんの話を気持ちに合わせて目を見ながら，あいづちを打ちながら聞く，④ 患者さんのそのときの感情を言葉で表すことができる，という行動目標を立てている．そうすることで．共同作業者の間で理念を共有できるようになり，かつ，そのチェックにより理念がどの程度達せられたかわかりやすくなる．理念は，それを行ったかどうかが目で見えるような，具体的な行動を示す文章に因数分解することが肝要である．

4 色素性痒疹と血管病変とのかかわりを示唆する所見（図74）

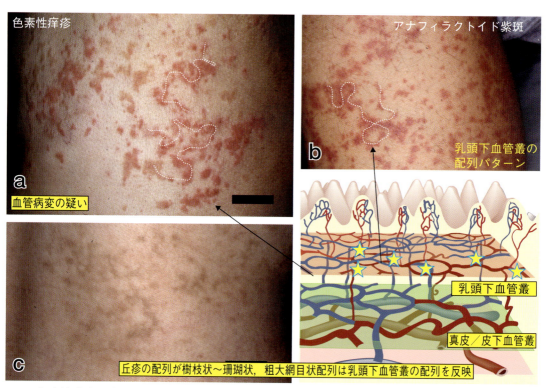

図74 色素性痒疹の皮疹と乳頭下血管叢の関連

　色素性痒疹における紅色痒疹の粗大網目状分布（図74a）はアナフィラクトイド紫斑の皮疹の分布（図74b）ときわめて類似しており，点線で追うと類似性がより認知できる．同様に皮疹治癒後の粗大網目状の色素沈着（図74c）もアナフィラクトイド紫斑の分布とほぼ同じと認識できる．この網目状配列は真皮乳頭下血管叢と一致していると考えられる．

　色素性痒疹では，紅斑・痒疹様皮疹治癒後に網目状色素沈着が残るが，アナフィラクトイド紫斑では残らない．これは前者では基底細胞の液状変性が主たる病変の1部であるが，後者では血管炎のみが病変であるため色素沈着を残さないと推察される．

　このことと前述の真皮浅層の血管周囲のリンパ球浸潤と赤血球の漏出と合わせると，色素性痒疹も何らかの血管病変がかかわり紅色痒疹の特徴的な粗大網状分布を呈すると推察できる．

1 鑑別演習症例24（図75）

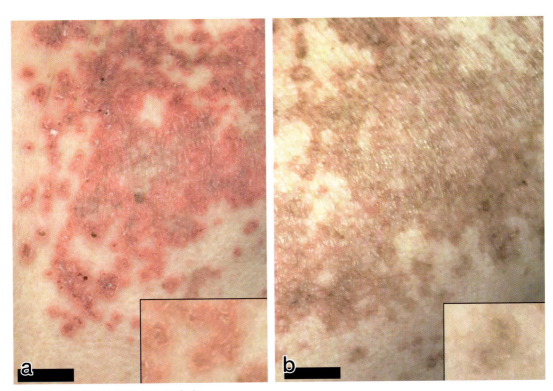

図75 色素性痒疹の慢性化した皮疹

　図75aは60歳台男性で，1年5カ月間ステロイド外用，抗アレルギー剤とステロイド（プレドニゾロン換算で10 mg/日まで）内服によっても治癒しなかった症例である．紅色丘疹が紅斑の辺縁で樹枝状ないしは粗大網目状に並び，痒疹にしては扁平で皮疹集簇局面の中央部で扁平に融合しており，これらの皮疹は通常の痒疹とはいいがたい．ほとんどの紅斑を伴った丘疹は扁平で痂皮形成はきわめて少なく丘疹中央には灰色がかった鱗屑が着いている．

　色素性痒疹を疑ってミノサイクリン100 mg/日夕食後1回で4週間後には図75bのように粗大網目状色素沈着を残して治癒した．1年以上も治癒しなかった皮疹がミノサイクリンで劇的に粗大網目状に色素沈着化して改善したことは，色素性痒疹として矛盾しない．もちろんプレドニゾロンも減量，中止した．

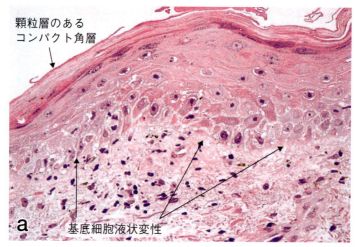
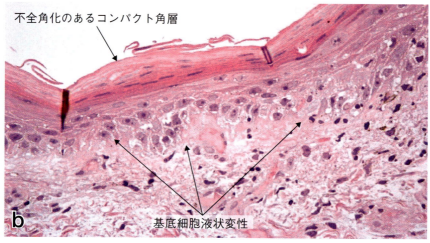

図76 色素性痒疹の慢性化した皮疹の病理組織（図75の症例）

　図75の病理組織を図76に示す．基底細胞が強い液状変性を示し顆粒層を伴ったコンパクト角層であり，インターフェース（表皮真皮接合部）にリンパ球浸潤はないものの，扁平苔癬にみられるのと同様な所見である．これが皮疹としてトップにスレート色様小片状の厚い鱗屑形成がみられる部分（図75a）に相当すると推察される．扁平苔癬と異なるのは，真皮乳頭層に多核白血球の浸潤と核塵みられること，また，図75bに示す皮疹部では強い液状変性のために有棘細胞の供給が滞る状態にもかかわらず，顆粒層が消失し不全角化がみられること，さらに，真皮上層のリンパ球の浸潤が乏しいことである．結果として表皮がきわめて薄くなって，概略としては重症の扁平苔癬や，皮膚筋炎の皮疹の病理組織像に似ている．図76bでは赤血球の漏出もみられる．

　このように色素性痒疹は従来考えられていたより，高齢者にも多くみられる．また，これらは亜急性〜慢性痒疹と診断されていると推察される．

2 鑑別演習症例25（図77）

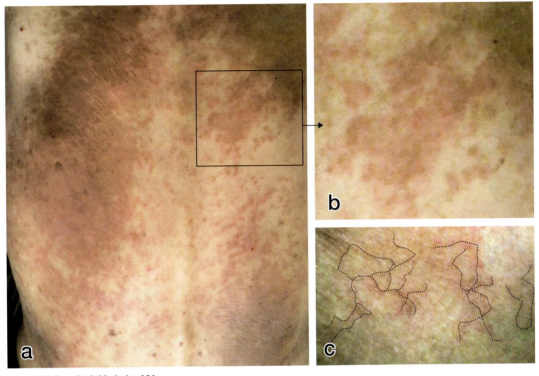

図77 老人の色素性痒疹（3）

　図77は80歳台男性で，2年間ほど多形慢性痒疹〜老人性皮膚炎ということで数人の皮膚科医に診療受けるも良くならないということで来院された．

　左右の背中に肩甲骨部から腰部にいたって紅斑と褐色調色素沈着の入り交じった局面があり（図77a），紅斑局面の縁でのほとんど痂皮や鱗屑のない丘疹の配列が樹枝状〜珊瑚状，粗大網目状になっている（図77b）．

　以上の所見から色素性痒疹を疑って，ミノサイクリン100mg/日夕食後1回内服投与を開始したところ，4週間後には，図78に示すような網目状色素沈着を残して治癒した．

　これら経過から本症例は色素性痒疹といえよう．しかし，これらの症例をミノサイクリンで効果のあった多形慢性痒疹ということもできるかもしれないが，この臨床写真に示すように痒疹としてはこれらの皮疹がまったく痒疹様皮疹の中央に痂皮を生じないことと，痒疹より丘疹が扁平であることは，これらの皮疹を痒疹とはいいがたい．筆者はこれらを**老人型の色素性痒疹**として提案したい．

　さらに前述のように色素性痒疹は病理組織像において痒疹とは全く異なっている．色素性痒疹では，痒疹には認められない基底細胞の液状変性，血管病変（出血等）の所見，表皮の菲薄化などが認められることから老人であっても痒疹とは診断できない．

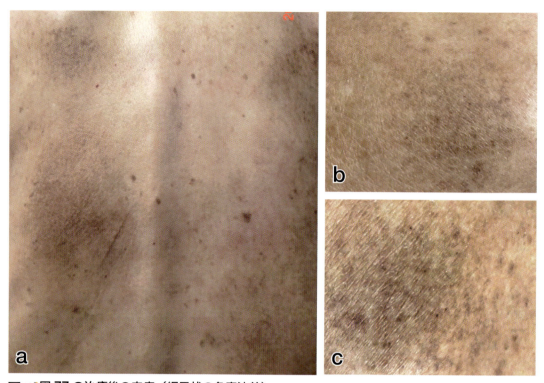

図78 図77の治癒後の皮疹（網目状の色素沈着）

院長コラム 7

目的と目標の立て方

　何々になりたいとか，何々のようになりたいという目的の達成のために必要な目標を立てるとき，自分にできるかできないかではなく，目的を達するにはどの優先順位で何が必要かを純粋に考える必要がある．自分に可能な範囲で目標を立てると情熱もわかないし，自らの進歩はなく，達成したときの喜びもそんなものか，仕事をこなしたときと同じだということになる．行動目標は自分の能力ではなく，その達成のためのニーズに従って立てるということを若い人には勧めたい．

3 鑑別演習症例26（図79）

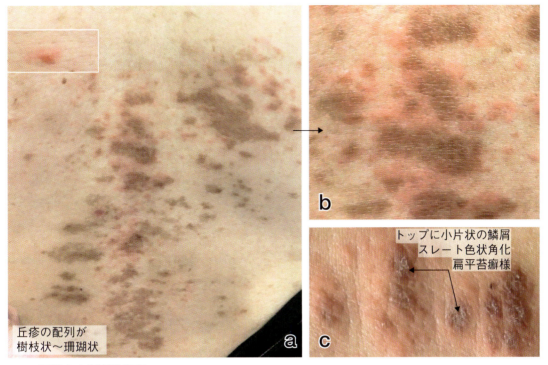

図79 再発中の色素性痒疹

　図79は50歳台男性で，1年以上前から粗大網目状〜珊瑚状に分布した紅斑を伴った痒疹様丘疹が出現していた．ステロイド外用薬と抗アレルギー剤，5 mg/日前後のプレドニゾロンでは効果がないが，ミノサイクリンでは網目状色素沈着を残して治癒していた．しかし，ミノサイクリンを中止して2〜3週間後に図79a〜cに示すように前回治癒後に残っていた珊瑚状配列の色素斑の周辺に激しい痒みを伴う新しい膨疹様紅斑ないしは膨疹様皮疹が出現してきた．この紅斑はミノサイクリン再投与1週間ほどで色素沈着を残して瘙痒とともに消失した．以上から本症例も色素性痒疹と診断した．

　また，再発してきた皮疹の中心の色素斑を伴った丘疹の中央に灰色調の鱗屑が付着し，一見扁平苔癬の皮疹にも酷似している．病理組織はおそらく図76に示す像を呈していると推察される．

4 鑑別演習症例27（図80）

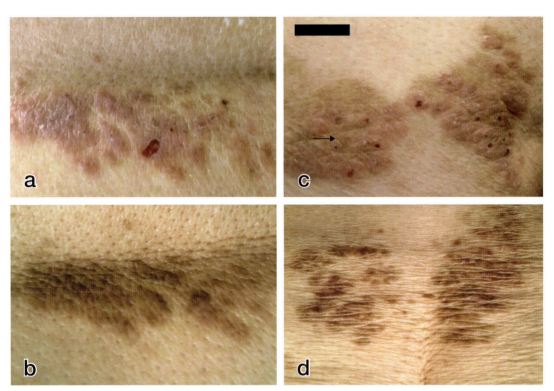

図80 慢性化した色素性痒疹とその治癒後の皮疹

図80は70歳台男性で，体幹部にこれまで述べたような典型的な老人の色素性痒疹の皮疹がみられたので，ミノサイクリン100 mg/日夕食後1回内服で治療したところ2週間後ほぼ略治していた．しかし，臀部に近い腰部には扁平苔癬に似る扁平な痒疹が集簇しており，一見**慢性湿疹（神経皮膚炎，ビダール苔癬）**と考えられた．しかしステロイド外用に反応が悪いことと，扁平丘疹（痒疹）の配列をみると樹枝状にみられる（図80a）ことから，色素性痒疹の皮疹が慢性化したと考え，そのままミノサイクリンの内服を続けた．すると，徐々に瘙痒も消失し，紅色丘疹も3カ月後には強い色素沈着を残してほぼ治癒した（図80b）．

興味あることに，図80cの皮疹は治癒後に図80dにみられるように個々の痒疹が識別できるような点状の色素沈着の集簇となり，もともとの扁平苔癬様あるいはビダール苔癬様の局面が丘疹の集簇からなっていたことを明らかに示している．いわば慢性色素性痒疹とでもいうべきかという状態である．

以下に色素性痒疹の特徴をまとめた．

> ① 初期の皮疹は表皮の変化（鱗屑，痂皮などの）がない紅斑と膨疹様丘疹であるので真皮主体の病変と推察される．
> ② 個疹をよく観察すると点状紫斑を混じることがあること，個疹の配列が網目状，珊瑚状で，かつ，病理組織で赤血球の血管外漏出がみられることから，血管病変の関与が推察される．
> ③ 中期〜後期になると色素沈着を臨床上残し，病理組織では基底細胞液状変性と組織学的色素失調症と顆粒層を伴うコンパクト角層を呈し，扁平苔癬の所見を示すが，有棘細胞障害型の所見と不全角化を呈する皮疹（部分）もあり，これらが特異的な病理組織像である．
> ④ ミノサイクリン100 mg/日夕食後1回内服2週間の内服で特徴的に奏効する．再発がみられるので，多くの症例で1〜2カ月以上の内服が必要となることが多い．ミノサイクリンの断続的内服の必要性が半年以上続くことも稀ではない．

第4章

皮膚における血管分布と
血管病変の診方

1 乳頭下血管叢と真皮皮下血管叢における紫斑・血管炎の皮疹の違い

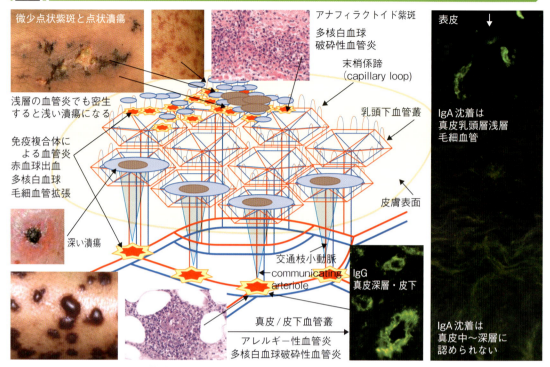

図81 アナフィラクトイド紫斑と皮膚アレルギー性血管炎の皮疹形成様態（1）

　アナフィラクトイド紫斑と皮膚アレルギー性血管炎では免疫複合体が血管壁に沈着し，そこで補体の活性化がおき，C3a，C5aなどの炎症細胞遊走因子が産生される．免疫複合体沈着部に対して炎症細胞とくに多核白血球が遊走してきてそこで血管炎をおこす．真皮末梢血管の分布に関しては真皮乳頭層直下に乳頭層血管叢が表皮面に平行した面に網目状に分布している．

　その下層に真皮皮下血管叢がもう少し荒い網目状に表皮面に平行して分布している．真皮皮下血管叢の動脈から交通枝が乳頭下血管叢の動脈に続いている．概念的には深層から上がってきた交通枝動脈は乳頭下血管叢の高さで傘の骨のように皮膚表面平行面に放射状に伸び，そこで乳頭下血管叢を形成し，隣から伸びてきた交通枝のそれと吻合する．

　さらに辺縁は横にも伸び網目状になる．この

ような網目状の乳頭下血管叢から真皮乳頭層表皮直下に向かって末梢係蹄（capillary loop）が伸びて，Uターンして戻り乳頭下血管叢の静脈に連続する．

　アナフィラクトイド紫斑ではIgA免疫複合体が乳頭下血管叢で末梢係蹄を巻き込んで点状（免疫複合体は顆粒状であると推察）に沈着（図81右端蛍光抗体染色組織像）し血管炎をおこす．したがって，紫斑は1mm以下で血管炎の細胞浸潤を触れる紫斑（palpable purpura・petechia）となる．

　真皮乳頭層ないしはその直下の微小な血管炎ではあるが，ある一定範囲のすべての末梢係蹄部の血管が犯されると周囲からの酸素，栄養が供給されなくなり，浅い点状潰瘍が集簇融合した微小潰瘍局面となる（図81左端上部の臨床像）．

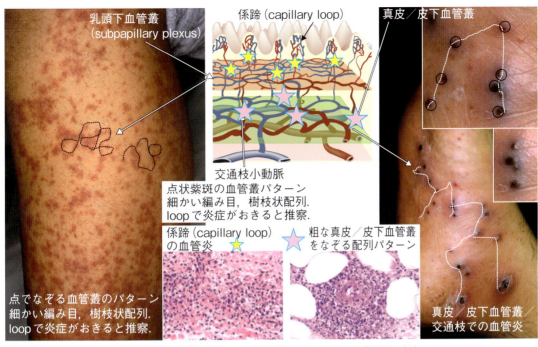

図82 アナフィラクトイド紫斑と皮膚アレルギー性血管炎の皮疹形成様態（2）

　一方，アレルギー性血管炎ではIgG免疫複合体が真皮皮下血管叢の交通枝小動脈を巻き込んだ血管に点状に沈着し，血管炎をおこす．したがって，この血管炎による皮疹の最盛期では，血管炎部から皮膚外側に向かって逆円錐状に疎血部分が広がるために，ほぼ真円形の血疱〜壊死を中心にもち，周囲に紫斑，紅斑を伴った標的様紅斑／紫斑が爪甲大の大きさで点状／小斑状に生じる（図81 左端下部の臨床像）．

　これらの紫斑〜潰瘍の分布は真皮の血管叢の分布を反映している．すなわち，アナフィラクトイド紫斑ではその点状紫斑を点で結ぶと細かい編み目の乳頭層血管叢をなぞった網状配列となる（図82 左側）．

　これに対して，皮膚アレルギー性血管炎ではその紫斑や壊死を線で結ぶと，真皮皮下血管叢の網目状配列をなぞった樹枝状ないしは珊瑚状分布パターンを示す（図82 右側）．

2 真皮皮下血管叢とリベド病変の生じるしくみ

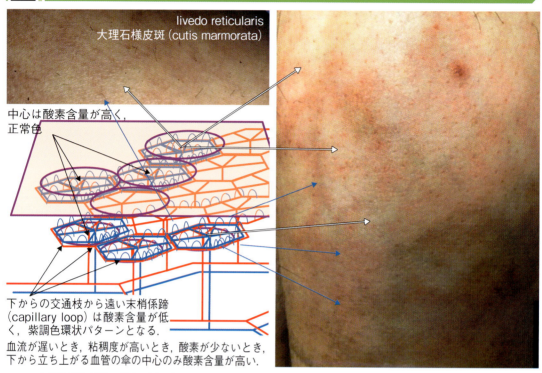

図83 大理石様皮斑の生じるしくみ

　リベド皮斑（livedo reticularis）は下肢に好発する粗大網目状赤紫色斑である（図83）．真皮皮下血管叢から皮膚表面に向かう交通枝小動脈の血流の遅延（血液粘調度の亢進，循環不全などによる）によって生じる．すなわち，交通枝小動脈は乳頭下血管叢に達し放射状に分枝するが，血流遅延時にはその細動脈の分枝点に近い部分では酸素濃度は高くなり，分岐点から遠位では低くなる．

　その結果，隣り合った交通枝小動脈からのもっとも遠位の境界部では網目状の低酸素部が生じる．すなわち，乳頭下血管叢に細動脈から立ち上がる末梢係蹄毛細血管の酸素濃度に反映され，交通枝小動脈が立ち上がってきた中心部に近い末梢係蹄では酸素濃度が高く正常皮膚色になり，遠位では酸素濃度が低いため細い帯状の紫紅色斑となる．

　その結果，交通枝小動脈を中心に環状（多数あるので網目状となる）の紅紫色斑を形成する（図83）．これが連続して粗大網目状赤紫色斑となる．すなわち，リベド皮斑は末梢の循環不全を示していることになる．

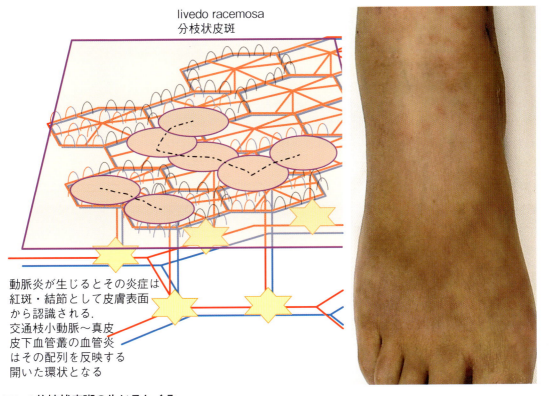

図84 分枝状皮斑の生じるしくみ

　リベド病変の分枝状皮斑は分枝状の線状〜珊瑚状の紅斑で紅斑の下に結節を触れることが多い(図84)．紅斑は環状になることはほとんどない．

　分枝状皮斑は真皮皮下血管叢の血管で血管炎がおきて生じる．主に皮膚型結節性多発動脈炎などの多核白血球破砕性血管炎が主体ではあるがこの部の細静脈の血栓性静脈炎でもおきる．とくにリベド血管炎では真皮皮下組織血管叢やその末梢から吻合する交通枝の血栓性静脈炎でおきることが多い．

　いずれにしても，これらの病相は真皮皮下組織血管叢やその末梢から吻合する交通枝の血管炎や血栓などの血管病変を示唆する．

3 乳頭下血管叢と蕁麻疹・蕁麻疹様血管炎の皮疹の違い

1 蕁麻疹と蕁麻疹様血管炎の臨床と病理の違い

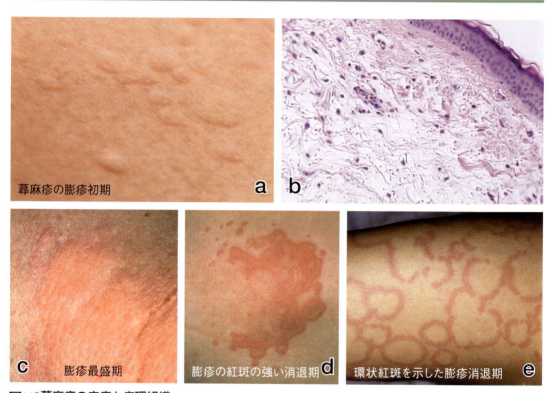

図85 蕁麻疹の皮疹と病理組織

　蕁麻疹は真皮上層の強い浮腫（図85b）による表皮の膨隆が境界比較的明瞭な低い山状から扁平隆起性の膨疹（図85a，c）という皮疹を特徴とする．

　初期には小豆大の膨疹が最盛期には融合あるいは拡大して手掌大以上になることも稀ではない．

　しかし，膨疹は数時間以内に紅斑（図85d，e）になり1日以内に完全に消失する．時には環状紅斑になる（図85e）．この一過性の膨疹を確認することが診断の条件でもある．

　アレルギー性の蕁麻疹では抗原は血管から漏出し，IgE・マスト細胞と結合し，免疫複合体としてマスト細胞のレセプターを刺激して，脱顆粒する．非アレルギー性では化学的，物理的刺激によってマスト細胞が脱顆粒する．

　図85bに示すように強い浮腫は抗原，免疫複合体，ケミカルメディエイターを数時間で洗い流してしまうことができ，皮疹（膨疹）は短時間で消失する．

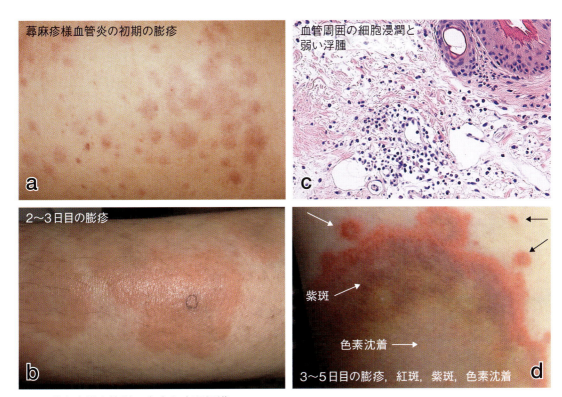

図86 蕁麻疹様血管炎の皮疹と病理組織

　蕁麻疹様血管炎は真皮上層の免疫複合体（IgG）による血管炎で活性化されたC3aによる血管漏出性の亢進と血管周囲の肥満細胞がC3aで活性化され，免疫複合体の沈着した部位の血管周囲に限局した浮腫によって生じる（図86b）．

　最初は米粒大以下の微小膨疹が集簇してパッチ状の範囲で出現し（図86a），それらが融合してやや堅めの浅い膨疹／紅斑局面となる（図86c）．

　症例によっては図86aの状態から微小膨疹／紅斑（図86d矢印）が集簇融合して紫斑／色素沈着を残しながら外に向かって環状に日日単位で拡大していく（図86d）こともしばしばみられる．

　IgG免疫複合体は血管壁に沈着し，容易には洗い流されないので接続的に補体が活性化され，皮疹は数日間続くことになる．

2 蕁麻疹と蕁麻疹様血管炎の発症病理メカニズムの違い

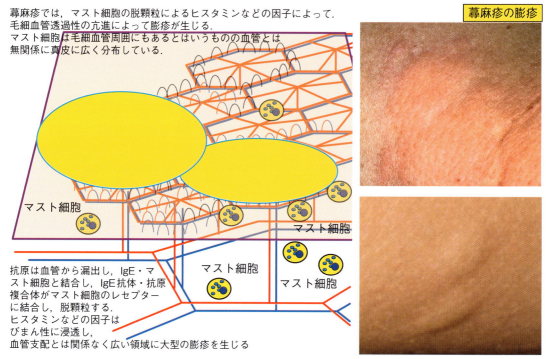

図87 蕁麻疹の膨疹の生じるしくみ

　蕁麻疹では，真皮全体および血管周囲に分布しているマスト細胞の脱顆粒によるヒスタミンなどのケミカルメディエイターによって，毛細血管透過性の亢進が惹起され，血管内から液性成分が漏出することによって真皮浅層に顕著な浮腫を生じ膨疹が生じる（図86b，87）．マスト細胞は毛細血管周囲にもあるとはいうものの血管とは無関係に真皮に広く分布していること，さらに浮腫をおこした液性成分はケミカルメディエイターを血管の分布とは無関係に拡散させることから，その領域すべての毛細血管に作用するため膨疹は血管叢の配列とは無関係に生じる（図87）．

　また，真皮上層に生じた浮腫の液性成分は局所のヒスタミンなどのケミカルメディエイターや抗原をリンパ系に洗い流す効果をもつと推察され，結果として数時間という短時間に膨疹は消失する．

　前述したようにアレルギー性の蕁麻疹では抗原は血管から漏出し，IgE・マスト細胞と結合し，免疫複合体としてマスト細胞のレセプターを刺激して，脱顆粒する．非アレルギー性では化学的，物理的刺激によってマスト細胞が脱顆粒する．

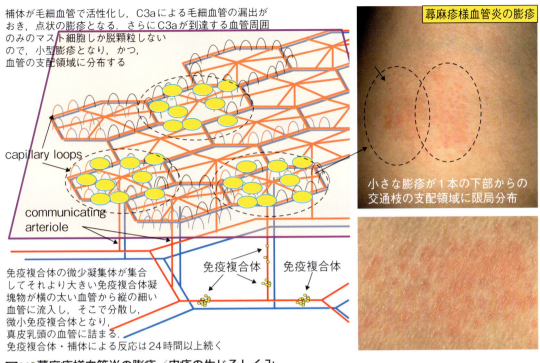

図88 蕁麻疹様血管炎の膨疹／皮疹の生じるしくみ

　一方，蕁麻疹様血管炎では，多くの症例で最初は米粒大以下の微小膨疹が集簇してパッチ状の範囲で出現し（図86），融合して拡大し2〜5日かけて消失する．

　ではなぜ，皮疹が生じる直後は多くの症例で米粒大以下の微小膨疹が集簇した局面になるのだろうか？

　蕁麻疹様血管炎の膨疹はIgG免疫複合体補体が沈着した部位の毛細血管で補体を活性化し，C3aによる毛細血管の漏出をひきおこし，結果として点状の膨疹となる．さらにC3aが到達する血管周囲のみのマスト細胞しか脱顆粒しないので，小型膨疹となる（図88）．

　一方，血行性に皮膚に到達した抗原または大きい免疫複合体凝塊物が真皮皮下血管叢の太い動脈から縦の細い交通枝血管に流入し，そこで細かく分散して微小免疫複合体となり，真皮乳頭の毛細血管に詰まると考えるとその微小免疫複合体（または抗原）は血管の支配領域に分布する（図88）．その結果，図88の臨床写真で示すように円形の範囲の中にほぼ同じ大きさの直径1mmほどの丁度花火のような点状紅斑の集簇局面となる．これは乳頭層血管叢に吻合してきた交通枝小動脈の支配領域に相当すると推察できる．

　また，血管壁に沈着した免疫複合体は浮腫の真皮液性成分では簡単には洗い流されないので，持続的に毛細血管から液性成分の漏出をおこし，2〜4日皮疹が残ると推察できる．

　このことは，蕁麻疹では抗原はマスト細胞に結合して処理され，ケミカルメディエイターは簡単に局所から洗い流されてしまうことと対照的である．

3 鑑別演習症例28（図89）

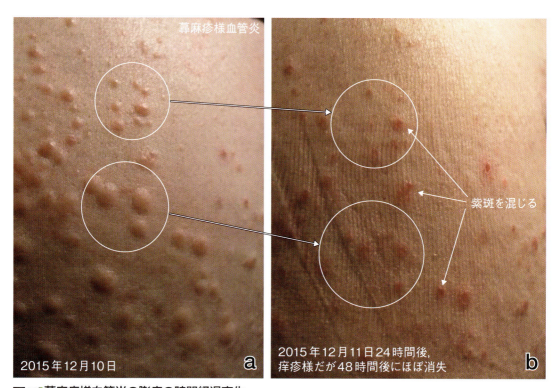

図89 蕁麻疹様血管炎の膨疹の時間経過変化

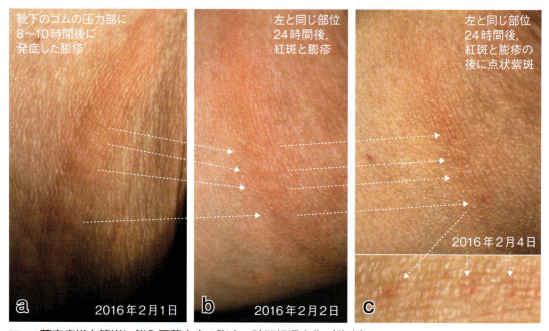

図90 蕁麻疹様血管炎に伴う圧蕁麻疹の膨疹の時間経過変化（紫斑）

図89は70歳台男性である．この症例では体幹および四肢に直径数mmから1cm大の膨疹が集簇して多発した．瘙痒はかなり強く，持続的であった．膨疹は24時間ほどで微小痒疹様丘疹になり，過半数に点状紫斑を認めた．この状態で4日目には消失し半数は点状色素斑となって治癒した．このような発疹の出没が1週以上続いた時点で生検したところ，真皮毛細血管の炎症と赤血球漏出を認めたので，**蕁麻疹様血管炎**と診断した．プレドニゾロン10mg/日で治療し，漸減して2ヵ月でプレドニゾロンを中止できた．

プレドニゾロン内服量1〜2mg/日の時期から中止した後，数カ月間は圧蕁麻疹が出現した（**図90**）．靴下を6〜10時間ほど履くと，靴下を脱いでから5〜10分ほどでゴムの部分に痒みが生じ，30分ほどで**図90a**に示すような膨疹と紅斑がそのゴムの部分に沿って生じた．皮疹は個々のユニットが数mmから1cmの膨疹として認識でき，紅斑は帯状に融合してみえる．24時間後には膨疹はかなり縮小するが認識はできた．紅斑はぼやけて幅が広くなっていた（**図90b**）．痛みは掻けば痒くなる状態であった．72時間後には膨疹と紅斑はほぼ消失したが，膨疹のあった部分に点状の紫斑が過半数で認められた（**図90c**）．2週後には皮疹の痕跡は認められなかった．

以上の臨床経過から圧蕁麻疹と診断できるが，全経過からこれも蕁麻疹様血管炎の一時期の症状と診断できる．ゴムの圧による乳頭層血管叢から係蹄部毛細血管内血液の流速度が極端に遅延し，その部に微量の免疫複合体が形成されてきわめて軽症の血管炎を生じ，蕁麻疹様血管炎の臨床を形成すると推察される．

院長コラム 8

┃愚痴

僕の辞書には愚痴という言葉がない．それは，医局のある女医さんが後輩の女医さんに話していたときに聞いた話でのことであるが，「北島先生に医局や自分の患者や臨床，研究などの愚痴を言うと，すぐその解決策を3〜4通り列挙されて，何でこれのどれかをしないのか，と言われ，前より仕事が増えるから要注意」ということである．その女医さんは，『彼女（後輩）は解決策を聞いているのではなく，ただその現状を聞いてもらいたいだけのことですよ』と教えてもらった．しかし，愚痴はもっとも具体的に自分のニーズを表していると思う．したがって，その愚痴の内容を整理し，解決策を見つけ実行すれば，それは必ず自らとその環境を改善すると思われる．だから，一緒に解決しなければ僕に会いに来た意味がないのではないかと僕は言うのだが，そうではないらしい

4 皮膚描記症と圧蕁麻疹の示唆する病態（図91）

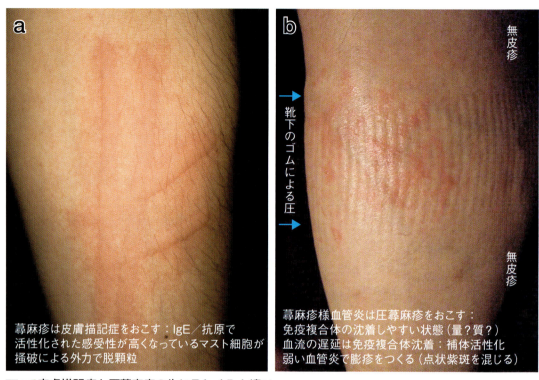

図91 皮膚描記症と圧蕁麻疹の生じるしくみと違い

　皮膚描記症は一見正常な皮膚を鉛筆様の棒で摩擦するとその部に数分以内に図91aに示すように膨疹と紅斑が生じ1〜3時間で消失する状態をいい，皮膚のマスト細胞が脱顆粒しやすい過敏状態にあることを示している．蕁麻疹の患者の多くが陽性になる．

　一方，圧蕁麻疹は図90，91bに示すように靴下や腰のベルトなどで数時間以上圧迫を加えた部分に圧を除いてから30分ほどして，その部位に一致して膨疹，紅斑が出現する状態（疾患名）である．前項（→図88，90）で示したよ

うにゴムの圧力によって乳頭層血管叢から係蹄部毛細血管内血液の流速度が極端に遅延し，その部に微量の免疫複合体（IgG）が形成されて血管炎を生じ，補体による毛細血管の透過性の上昇により浮腫や瘙痒，紅斑が生じると推察される．

　なお，蕁麻疹様血管炎の患者では皮膚描記症は生じないが，圧蕁麻疹は陽性になることが多い．蕁麻疹と蕁麻疹様血管炎の鑑別にも利用できる．

5 鑑別演習症例29（図92）

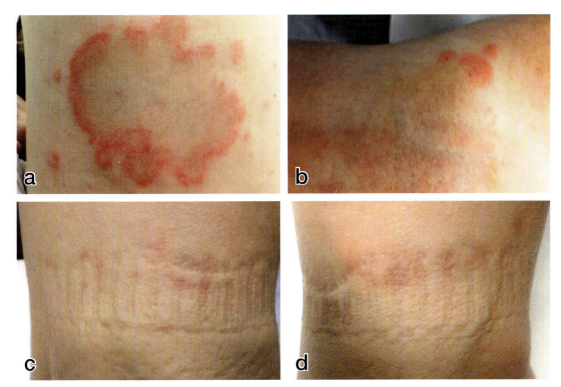

図92 蕁麻疹様血管炎と圧蕁麻疹

　図92は30歳台の女性で数年前から貨幣大までの紅斑と膨疹が出没し，時には手掌大の大きさになるが，これまでの治療では治癒しない蕁麻疹ということで来院した．環状紅斑の周囲に米粒大から小豆大までの小型の膨疹／紅斑がみられ，これが1〜2日で融合して拡大し，環状紅斑となったということである．これを裏づけるかのように，紅斑の右側では小豆大までの紅斑膨疹が線状に融合して環状に環の一部を形成している（図92a）．膨疹紅斑の新生速度が落ちると図92bのように環状皮疹の中心部から紫斑〜色素沈着になって治癒していき，辺縁の一部に新生している膨疹紅斑が認められる．

　この患者においても靴下（ゴム）の部位に沿って膨疹紅斑（図92c）と小斑状の紫斑（図92d）が認められた．圧蕁麻疹が併発していると診断され，これは蕁麻疹様血管炎の一症状と考えられる．

　蕁麻疹様血管炎ではプレドニゾロンなどステロイドの内服が必要となることが多い．この例では10 mg/日で始め1週間後には皮疹が消失したので，ゆっくり数カ月かけて2 mg/日までもっていって，現在では2 mg/日と1 mg/日の隔日投与で，週末に米粒大の膨疹，紫斑が下腿に生じ月曜日には消失する程度で，維持量としている．なお，すでに投与から3年たっているが，プレドニゾロンは中止できないでいる．抗核抗体は陰性であるが，補体の減少とRA因子は陽性である．関節痛など皮膚以外の症状はない状態である．

第4章 皮膚における血管分布と血管病変の診方

4 真皮皮下血管叢〜皮下組織内における血管炎の皮疹

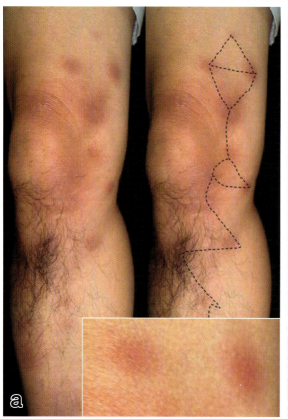
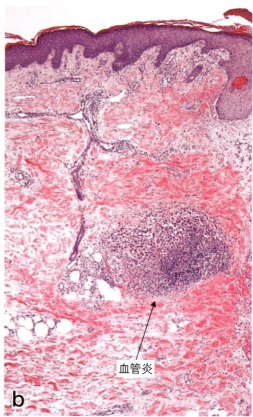

図93 皮膚型結節性多発動脈炎の臨床と病理組織

真皮皮下血管叢〜皮下組織内における血管炎は，皮内から皮下にかけての血管を中心に結節性病変を形成する（図93b）．

動脈が完全閉塞しないで支配末梢領域が壊死にならない程度の血管炎では出血は少なく，また病巣が深すぎるため明らかな紫斑として認められない（図93a）．

しかし，その末梢領域（表皮側）の血管周囲に軽度〜中等度の炎症細胞浸潤があることが多く（図93a）中心ほど赤みが強い境界不明瞭な紅斑および皮内〜皮下結節を認める．動脈の場合はより強い痛み，とくに圧痛を伴うことが多い．

結節を伴う紅斑の配列は深部の血管叢の配列に沿って粗い樹枝状の分布となる（図93a）．

112

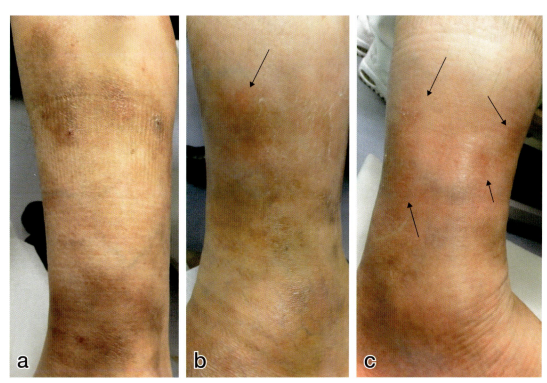

図94 表在性血栓性静脈炎の臨床

　表在性血栓性静脈炎（図94）は，真皮皮下血管叢，とくに皮下組織部の静脈の血栓に併発する静脈炎である．紅斑と圧痛を伴った真皮深層から皮下にかけての結節として触れ，時に索状の結節を触れることも稀ではない．中核病院では，受診する場合かなり進行してから来院されるので，図94aのように静脈うっ滞も併発し，色素沈着，限局性の皮膚硬化が認められ，そのなかに有痛性の紅斑結節を多数触れることが多い．

　図94b，cの2症例では，経過のなかで静脈瘤を認めその拡張した静脈の近くに紅斑と結節（矢印）を認め，表在性血栓性静脈炎は静脈うっ滞性皮膚炎の一症状あるいは続発症ともいえる．このような例では部分的に急性期の結節性の紅斑（矢印）がでるが，全体として慢性の経過で，局所の浮腫や真皮の硬化がおきる．し

たがって，紅斑と結節が孤立性で明瞭にみられる多発性結節動脈炎とは異なる．しかし，表在性血栓性静脈炎も最初の発症時には真皮深層の有痛性の紅斑・結節が孤立性に数個認められ，また，ともにリベド病変もあり，いずれも真皮深層の血管炎や血管障害の皮膚臨床所見は真皮皮下血管叢～皮下組織内における血管の配列を反映している（図94a）．したがって，診断は病理組織検査を含め，慎重な鑑別が必要である．

　しかし，慢性化，再発をくり返す例では，皮膚結節性多発動脈炎とは違って，臨床経過（図94b）としてやや硬化した皮膚の一部に矢印の部位に急性の紅斑結節性病変がみられるような状態で発見されることが多いので，臨床診断は可能である（図94c）．むしろこの症例（図94c）のように，抗生物質が効かない蜂窩織炎として紹介されることも稀ではない．

1 鑑別演習症例30（図95）

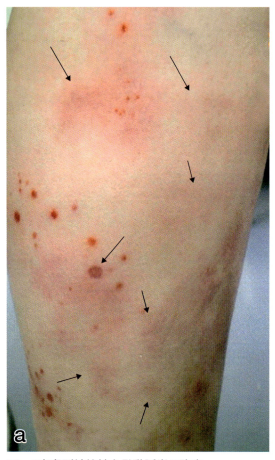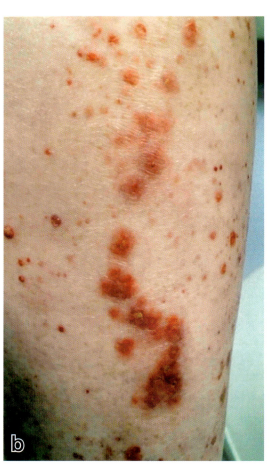

図95 皮膚型結節性多発動脈炎の臨床

　図95の症例は40歳台女性である．両下肢に赤みの強い紅斑を伴った真皮／皮下の有痛性の結節を多数認めた（図95a 矢印は結節または浸潤を触れる部）．紅斑の配列は図95aに示すように粗大網目状であった．また，真皮内の出血と判断できる浸潤を触れる紫斑／紅斑も珊瑚状の配列でみられた（図95b）．
　臨床上は皮膚アレルギー性皮膚炎とも多発動脈炎とも診断できるが，皮下に有痛性の結節を触れることと病理組織の診断から，皮膚型結節性多発動脈炎とした（関節炎，胸部，腹部症状はない．網状皮斑はあった）．
　これらの臨床所見は，結節性紅斑（血管の配列を示さない），血栓性静脈炎（慢性で色素沈着と結合組織の硬化を示す）とは異なるので，鑑別できる．もちろん，病理組織診断は必須である．

2 鑑別演習症例31, 32（図96）

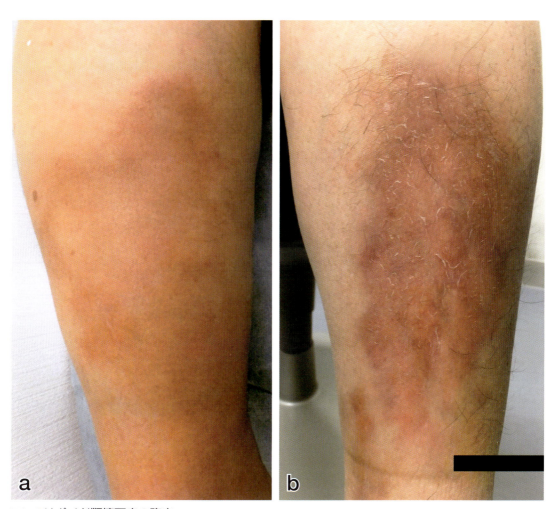

図96 リポイド類壊死症の臨床

　図96aは60歳台女性で，10年ほど前から両下腿に軽度の痒みと鈍痛〜圧痛のある紅斑〜しこりのある皮疹がだんだん拡大してきて，病名は言われたことがないとのことで来院された．

　両下腿に皮疹の中央が硬化し，色素沈着が認められ，辺縁に幅1cmほどの紅斑が取り囲んでいる（図96a）．局面内に真皮から皮下にかけて多数の小結節を触れ，辺縁部では圧痛もあった．静脈瘤もあるが索状の硬化は触れず結節とは位置的に無関係であった．Hb_{A1C}は7.3と高値であった．結節が徐々に消褪，その消褪部より辺縁に新生をくり返し，局面として全体的に拡大し，血管叢の配列とは無関係であることから，血栓性静脈炎や多発性結節動脈炎ではないと判断できる．

　したがって真皮の慢性炎症で中心部に真皮の硬化を残す疾患ということで，リポイド類壊死症，限局性強皮症（モルフェア）の多発型，バザン硬結性紅斑（血管炎も関与），サルコイドー

シスなどが疑われる.

　モルフェアでは辺縁のライラックリングの部では結節を触れないが,この患者の皮疹については触れることからモルフェアは否定的である.バザン硬結性紅斑では初期には皮膚型結節性多発動脈炎に近い結節病変が両下肢に多発することから否定的であることと,糖尿病があることから**リポイド類壊死症**がもっとも疑われる.しかし,生検しないと確定診断はできない.生検結果はリポイド類壊死症であった.

　リポイド類壊死症は,経過が進むと中央部が板状に硬化し光沢をもつ(**図96b**:40歳台女性発症6年目,この症例では糖尿病合併はなかった)ようになる.病理組織は真皮結合組織および皮下組織の線維化と真皮変性した膠原線維を取り囲むリンパ球,組織球,多核巨細胞からなる肉芽腫病変を示す.原因は不明であるが,microangiopathy が関与するといわれている.

　しかし,真皮下層の血管壁の肥厚や狭窄,血栓がみられることが多いが,これが原因なのか結果なのかは不明である.

院長コラム **9**

▌医療行為と結果責任

　病院長の経験からの話である.あるベテランの50歳台の外科医が「ある手術に関して失敗し,再手術をしたので医療費を免除させてほしい」と言ってきた.院内第三者委員(当院では常勤医100名前後は常にいるので委員の選出には問題ない)からなる医療行為適正審査委員会を開催した.結果は手術手技,術中の経過はガイドラインに従っておりまったく問題がなかった.結果その疾患と手術に係わる合併症1～2%前後(文献データ)の一つであるという結論になった.その外科医はこのような事例は経験数が少ない若い医師では頻度が高い(全例平均では1～2%であるが)ため失敗と思い込んでいる.医療行為

適正審査委員会の結論をその外科医に説明し,患者にも説明し理解を得た.

　結果責任をいうなら合併症が起きてしまったということは失敗と言うことになる.医療行為における不幸な結果は結果責任ではなく,採用した医療行為との実施技術・過程の順当性の説明責任である.しかし,採用した医療行為との実施技術・過程の順当性を欠くと判断される事例の経験も少なくない.この場合は結果が良好であればその時には問題にならない.逆に,その事実によって医療は新しい医療概念/技術へ発展進歩することになる.病院長の判断は容易ではない.

5 炎症を伴わない血管病変の皮疹 (全身性アミロイドーシスの紫斑：図97)

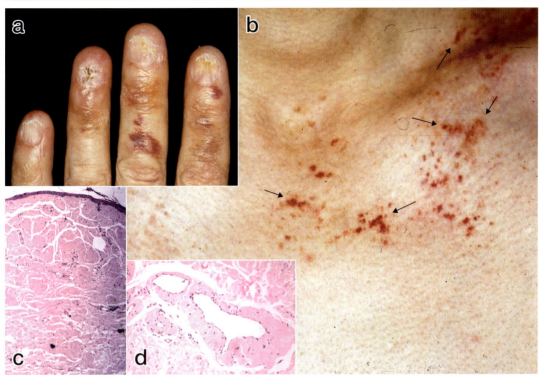

図97 全身性アミロイドーシスの紫斑と病理組織

　全身性アミロイドーシスの皮疹は皮膚の外力の当たる部位に紅斑のない紫斑を生じることを特徴とする(図97)．これは図97cの病理組織像に示すように真皮上層でのアミロイド沈着塊による膠原線維，弾性線維の脆弱化と断裂による毛細血管の脆弱化，さらに，血管周囲にアミロイド沈着が特異的に生じ(図97d)，これによる血管壁の脆弱化が生じ，これに外力として摩擦力が加わることによって血管が破断するために出血がおき紫斑を形成する(図97a：摩擦力が加わった指背の紫斑と血疱，図97b 矢印：掻破による摩擦力によってケブネル現象として生じた紫斑)．

　したがって，炎症がないので紅斑がなく，丘疹もない．ただし，非炎症性のアミロイド結節が紫斑と一致あるいは紫斑のない部位にもみられることも稀ではない．このような紫斑をみた場合は全身性アミロイドーシスであり，不整脈から死に至る心疾患を合併するようになることが多いので注意を要する．

　老人性紫斑との鑑別は，真皮浅層の膠原線維／弾性線維の脆弱化とその部の摩擦による出血で，炎症／紅斑のない紫斑であることは共通であるが，全身性アミロイドーシスは真皮全体に均質に沈着しないで主として血管周囲に沈着するので点状紫斑になることが多く，老人性紫斑では真皮全体が脆弱化するので100円硬貨大以上の紫斑になることが多いことから，鑑別は容易である．

　また，皮膚アミロイドーシス（斑状皮膚アミロイドーシス，アミロイド苔癬）では真皮乳頭層に沈着したアミロイド塊によって炎症のない丘疹や小結節を形成するが，真皮の脆弱化を来すほど沈着せず，また血管周囲には沈着しないので，紫斑は併発しないことから鑑別できる．

院長コラム ⑩

教育の誤解

　大学教授で教務厚生委員長の時の経験からの話である．教育の本質は社会に適応し，貢献できる人材を育てることであろう．医学部では，医師として患者の心身の健康を最優先し，良心と尊厳を持って生涯をかけて己を人類の奉仕のために捧げることのできる医師を育てることであろう．つまり，教育は学生のためにあるのではなく，社会のためにあり，医学部では患者のためにあるのである．従って，医学部カリキュラム作成委員に学生を加えるのは間違いである（社会の一個人としてはあり得る）と，個人的には力説したが，結果として加えることになってしまった．私の基本的考えは，医師は滅私，自我をなくすることを自然と感じられるように教育されるべきと考えている．自分のしたいことをしたいなら，学びたいなら，科学者であり，芸術家

に成るべきである．科学者や芸術家は社会のためにあるのではなく，自分の興味を明らかにすることであり，芸術家は自分の思い，感性を表現することである．それを社会がどう評価しようが本来は関係なく，自分が満足できればそれでよく，それに共感する人が感動して受け入れてくれれば良いのである．従って，科学者や芸術家のための教育カリキュラムには学生も入るべきであろうが，医学部生は社会のために教育されるのであり，学生の望む教育内容はあり得ない．教育の本質はこのようであると考えるが，実際はこのようになってないのはなぜであろうか．学生が学生のために教育されたら，社会に出たとき社会に貢献できないし，適応できないかも知れない．しかし，日本はうまくいっているようだから，筆者の考えは間違っているのであろう．

第5章

水疱性疾患の皮疹の診方

1 自己免疫性水疱症とは

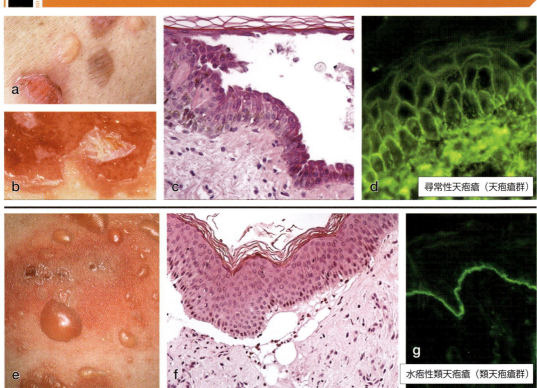

図99 （上）尋常性天疱瘡と（下）類天疱瘡の臨床と病理組織

　自己免疫性水疱症は大別すると，天疱瘡（群）と類天疱瘡（群）に分けられる（図99）．天疱瘡は弛緩性の水疱で容易にびらんになる（図99a，b）．

　その理由は，天疱瘡では細胞間接着が乖離し，図99cのように表皮細胞が個々にばらばらになるため水疱液が細胞間に容易に浸み込み，結果として水疱蓋が弛緩するためである．これは，天疱瘡患者には細胞間接着構造であるデスモソームの構成接着分子デスモグレイン1，3に対するIgG自己抗体が生じ，これが細胞間接着部位に結合して（図99d），デスモグレイン間の接着障害を来し表皮細胞間接着が離開するためである．抗体の細胞表面抗原への結合はoutside-inシグナル伝達を惹起し表皮細胞からデスモグレイン分子の減少を来し，また，症例によっては炎症性のサイトカインの放出を誘導し，真皮毛細血管の拡張すなわち紅斑も生じる．

　一方，類天疱瘡は緊満性の水疱を紅斑の上に生じる（図99e）．その理由は水疱が表皮細胞と基底膜の間で生じ（図99f），表皮のシート構造は正常のままの強靱さを保っているため，かつ，表皮細胞と基底膜の間の接着障害が水疱内圧で剥がれるほど弱くないので緊満性の水疱となるためである．表皮直下基底膜との間で水疱ができるのは基底細胞と基底膜を結合するタイプⅩⅦコラーゲン（BP180）分子に対するIgG自己抗体が生じ，BP180分子に結合し（図99g），BP180分子の減少と免疫複合体形成による補体依存性の炎症を惹起しこの部分の接着障害を来すためである．したがって，補体依存性の炎症のために好酸球，多核白血球浸潤性の炎症が生じ，強い紅斑を伴う例がほとんどである．しかし，炎症を伴わないでBP180分子減少と外部摩擦力による水疱で，紅斑のほとんどない例もある．

2 天疱瘡

1 尋常性天疱瘡

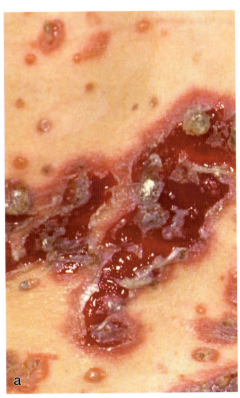
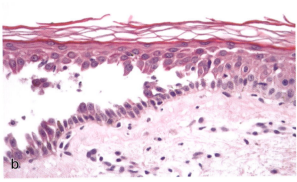
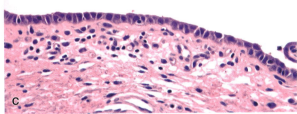

図100 尋常性天疱瘡の臨床と病理組織

　図100aは尋常性天疱瘡の典型的な臨床である．自己抗体は抗デスモグレイン3と同時に抗デスモグレイン1 IgG抗体（皮膚粘膜型）もある症例と抗デスモグレイン3抗体のみの症例（粘膜型）とあるが，本症例は前者である．

　紅斑は表皮内ケラチノサイトからのサイトカインに起因する真皮の毛細血管拡張なので水疱の辺縁までで，類天疱瘡のように遠くまでは及ばない（類天疱瘡では補体の活性化により炎症細胞が真皮最上層に集簇しその炎症細胞からのサイトカインが分泌されるので広く毛細血管が拡張するため）ので，びらん面は鮮紅色で出血はない．これは抗デスモグレイン3抗体により基底膜直上で裂隙ができた（図100b，c）結果，びらん表面は図100cのように基底細胞層のみによって覆われるため真皮上層の血管内の赤血球の色が透視されるためであり，ほとんどの皮疹で強い外力で基底細胞が剥がれない限り真皮が傷害されていないので，この症例の皮疹のように出血はしない．すなわち，類天疱瘡よりも出血はおきにくい．

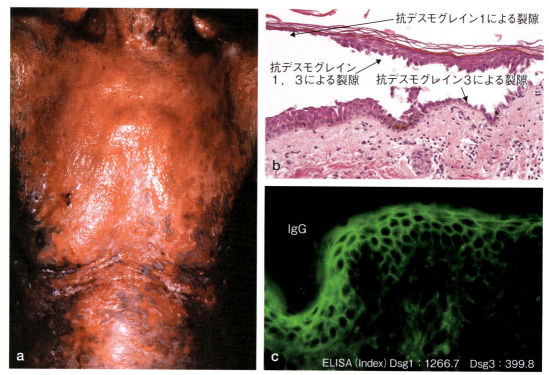

図101 重症な尋常性天疱瘡の臨床と病理組織

　図101の症例も皮膚粘膜型で裂隙は角層直下から基底細胞層直上まで多様に及んでおり（図101b），この症例でもびらんがほぼ全身に及んでいるが，出血はほとんどみられない．皮膚粘膜型ではこのように全身がびらんになることもあるので注意を要する．

2 疱疹状天疱瘡

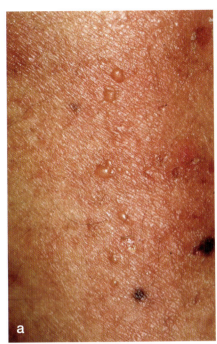
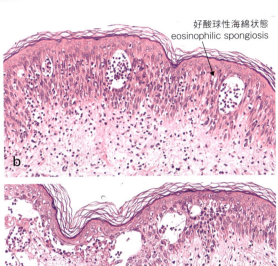
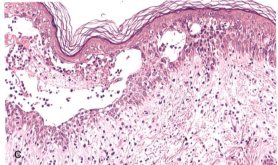

好酸球性海綿状態
eosinophilic spongiosis

図102 疱疹状天疱瘡の臨床と病理組織

　図102の症例は血中および直接法，間接法で表皮細胞間に結合する抗デスモグレイン3 IgG自己抗体を認める．しかし，尋常性天疱瘡とは異なって，表皮内・真皮上層に好酸球の浸潤が認められ海綿状態となりその炎症細胞から炎症性サイトカインが多量に分泌されるため広く紅斑が認められ，その上に微小なヘルペス様の水疱が多発している（図102a）．

　病理組織像でも表皮内に多数の好酸球の浸潤と海綿状態および微小水疱が認められ（図102b），それに連続して表皮内水疱が形成されている（図102c）．しかし，棘融解細胞はほとんど認められない．

　したがって，水疱形成機序は海綿状態による水疱で，アレルギー性接触皮膚炎にみられる水疱と同じ機序であるため，紅斑と微小水疱の集簇局面となり，ニコルスキー現象（一見正常な皮膚を指・消しゴムなどで摩擦するとその部位に水疱・びらんが生じる現象）はみられないことも説明できる．

　また，水疱部以外の皮膚の真皮内も好酸球の浸潤があり，これは臨床上は紅斑として認められる．

　以上のような特徴から，この症例は疱疹状天疱瘡と診断されている．なぜこのような炎症の強い臨床を惹起するかについては，この病型の患者の抗デスモグレイン3 IgG抗体は培養ケラチノサイトに添加すると，ケラチノサイトが白血球遊走因子であるIL-8を分泌することが報告されている．

　逆にみれば，境界が必ずしも明瞭でなく，その紅斑にごま粒から米粒大の小水疱が集簇している局面で，瘙痒が強いという臨床であることから，鑑別診断に単純疱疹，アレルギー性接触皮膚炎のごく初期，小水疱性類天疱瘡，線状IgA水疱症，疱疹状皮膚炎，小水疱性／異型類天疱瘡などがあげられ，組織診断および免疫学的検査が必要ということになる．

3 増殖性天疱瘡

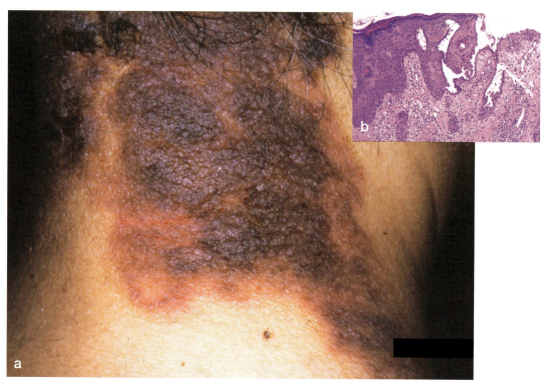

図103 増殖性天疱瘡の臨床と病理組織

図103aの症例は血中および直接法，間接法で表皮細胞間に結合する抗デスモグレイン3 IgG 自己抗体を認めていた．しかし尋常性天疱瘡とは異なって，臨床上は微小な水疱がいくつかみられるが，基本的に水疱は顕著でなく，表皮の肥厚を示唆する褐色調の桑の実状から乳頭腫状の不規則な隆起からなる局面を形成している（図103a）．

微小とはいえ水疱やびらんを伴うので，この隆起性局面には増殖性天疱瘡が鑑別の一番にあがる．血清学的検査と病理組織診断で基底細胞の直上の裂隙と，表皮肥厚がみられること，および蛍光抗体直接法，間接法の結果から診断を確定できる．

4 落葉状天疱瘡

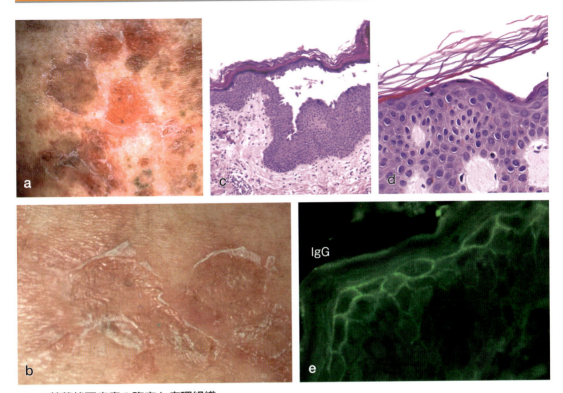

図104 落葉状天疱瘡の臨床と病理組織

　図104の症例は血中および直接法,間接法で表皮細胞間に結合する抗デスモグレイン1 IgG自己抗体を認める落葉状天疱瘡である.

　尋常性天疱瘡とは異なって,臨床上は基本的に水疱は顕著でなく爪甲大以上の紅色で若干湿潤したびらん,乾いた紅色から黄色調のびらん／痂皮面を呈することが多い(図104a).

　また,葉状の鱗屑が目立つ皮疹の多い例もよくみられる(図104b).もちろんよく探すと爪甲大以上の弛緩性の水疱もみつけられる.

　図104aの臨床の病理組織では顆粒層の中央で裂隙が認められ(図104c),図104bの臨床の病理組織では顆粒層と角層の間に裂隙が生じている(図104d).ともにIgG抗体が細胞間とくに表皮上層に強く結合している(図104e).

5 鑑別演習症例33（図105）

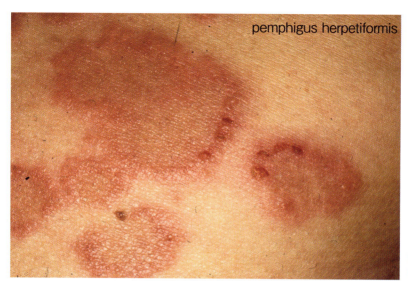

図105 疱疹状天疱瘡の臨床

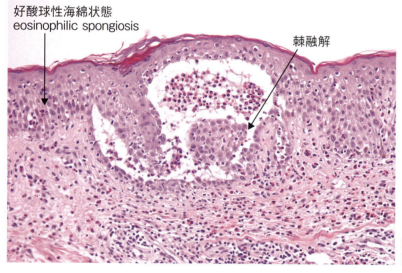

図106 疱疹状天疱瘡の病理組織（図105の症例）

　図105は40歳台女性で数カ月前から腹部に瘙痒の強い紅斑と辺縁に小水疱と痂皮が環状に並ぶ皮疹が体幹部に多発してきた．環状に拡大する傾向がある．小水疱はヘルペス様であるが，皮疹の配列からヘルペスは否定される．

　滲出傾向が強いが，水疱が辺縁に並ぶことから多形滲出性紅斑は否定できる．継続的に出没をくり返しながら拡大していく紅斑小水疱であることから疱疹状天疱瘡，線状IgA水疱症，小水疱型／異型類天疱瘡，妊娠性疱疹，疱疹状皮膚炎（通常は環状にならないが）などがあがるが，診断は病理組織と自己抗体の検索による．

　この例では，表皮内に好酸球性海綿状態と小水疱，棘融解が見出された（図106）こと，抗デスモグレイン3 IgG抗体が検出され，細胞間にIgGが沈着していたことから疱疹状天疱瘡と診断された．真皮の好酸球，リンパ球の細胞浸潤が強い紅斑を生じている．

3 まとめ：天疱瘡の分類（図107）

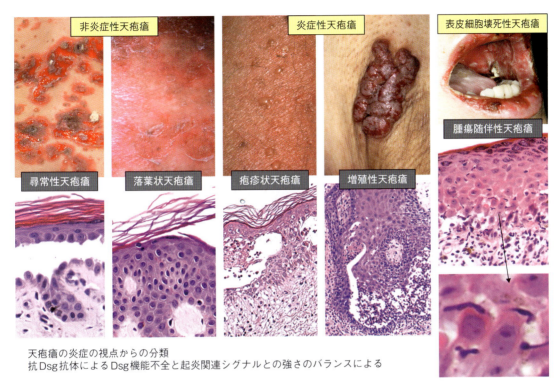

天疱瘡の炎症の視点からの分類
抗Dsg抗体によるDsg機能不全と起炎関連シグナルとの強さのバランスによる

図107 天疱瘡の炎症の有無の視点からの臨床分類

天疱瘡の分類は図97に示した標準的な分類に加えて，図107に示しているように

- 炎症のあるなし
- 表皮肥厚のあるなし
- （中毒性表皮壊死症のように）表皮細胞の壊死と棘融解が同時におきるかどうか

を視点において，臨床症状と病理所見で分類できる．

この発症機序（炎症性，非炎症性，表皮細胞壊死性）を頭に入れておくと，水疱症に馴染みができて早期診断ができる．

4 類天疱瘡

1 水疱性類天疱瘡

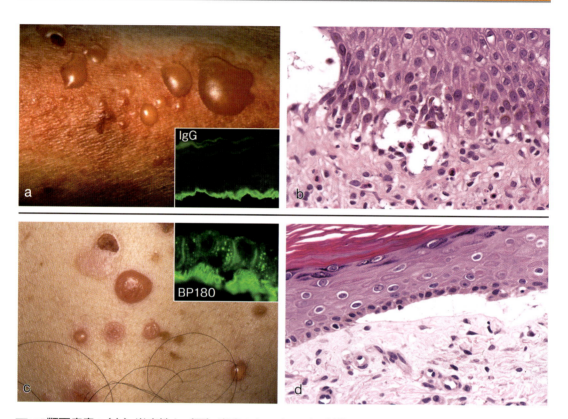

図108 類天疱瘡：（上）炎症性と（下）炎症のないタイプの対比

　図108は水疱性類天疱瘡の典型的な臨床である．大半の症例でまず紅斑ができて，次いで水疱が紅斑の上に形成される（図108a）．抗BP180IgG抗体が表皮真皮境界（基底細胞底面）に結合し（図108a挿入図），そこで補体を活性化し，多核白血球浸潤性（経過中好酸球主体になる）の炎症をおこす（図108b）．その結果，水疱形成とともに真皮表皮境界から真皮にかけて強い炎症性細胞浸潤が生じ，臨床的にまず紅斑を生じる．このタイプでは炎症が水疱形成に必須なステップであるので，紅斑上に水疱ができる．

　一方，炎症をほとんど伴わない症例（図108c）もみられる．このタイプでは抗BP180IgG抗体が基底細胞膜表面の遊離のBP180に結合し，これを細胞内に取り込み（図108c挿入図：表皮細胞内にBP180分子が顆粒状に細胞内にみられる）消化して，発現分子の量を減少し，脆弱なヘミデスモソームを形成する．その結果，炎症細胞が関与しないで弱い外力などで水疱が形成される（図108d）．

2　妊娠性疱疹

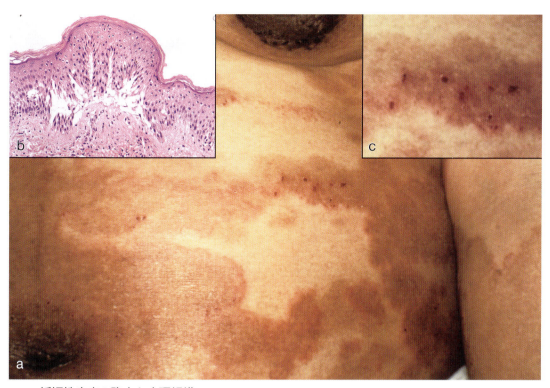

図109 妊娠性疱疹の臨床と病理組織

　図109の症例は30歳台の妊婦の腹部に紅斑とその辺縁に並ぶ小水疱と痂皮を特徴としている．紅斑の中央は色素沈着化している（図109c）．瘙痒は強い．妊婦で体幹四肢に瘙痒の強い紅斑とその辺縁に並ぶ微小水疱がみられることから，妊娠性疱疹（妊婦にみられる水疱性類天疱瘡）が一番に疑われるが，線状IgA水疱症，薬疹も否定はできない．

　病理組織像（図109b）から類天疱瘡すなわち妊娠性疱疹が疑われ，蛍光抗体法，血清学的に抗BP180 IgG抗体が認められ，最終的に妊娠性疱疹と診断された．

3 結節性類天疱瘡

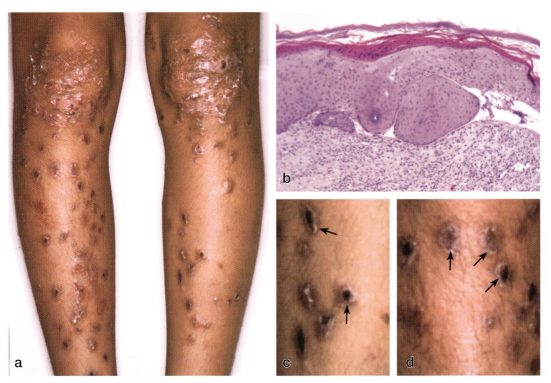

図110 結節性類天疱瘡の臨床と病理組織

　図110の症例では瘙痒の強い結節性痒疹様の結節が多発している．結節の頂上をよく観察すると痂皮が頂上のほぼ全体を占め一定の面積を有している（図110c, d 拡大図矢印）．これは表皮が剥がれやすいことを示唆している．これに対して結節性痒疹の掻破による点状の不規則な痂皮（→図64, 65参照）は，表皮の剥がれにくい（正常接着）状態を示唆している．このことから，図110の症例は結節性類天疱瘡，結節型の表皮水疱症が疑われる．

　病理組織（図110b）では肥厚した表皮が表皮下で剥離しており，炎症性細胞浸潤が真皮に強く認められる．最終的に，この症例では抗BP180 IgG抗体が蛍光抗体法および血清学的に認められたので，結節性類天疱瘡と診断できた．

5 線状IgA水疱症および疱疹状皮膚炎

1 線状IgA水疱症

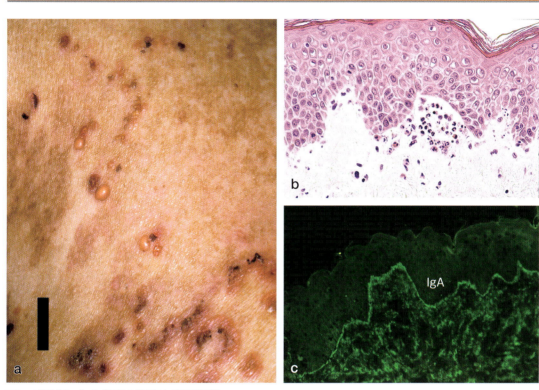

図111 線状IgA水疱症の臨床と病理組織

図111は線状IgA水疱症の典型的な臨床である．紅斑の辺縁に小水疱／痂皮が列序性に並び，中央は色素沈着化している．この所見はほぼ妊娠性疱疹に近いので妊婦に生じたときは臨床上鑑別できない．病理組織（図111b）では表皮下水疱で微小水疱部に好中球が集簇して**好中球性の微小膿瘍**になっている．

類天疱瘡でも多形（異型）類天疱瘡では紅斑と微小水疱のみのこともあるが，組織像では好酸球性微小膿瘍がみられるので類天疱瘡の可能性は低くなり，むしろ線状IgA水疱症ということになる．

蛍光抗体直接法（図110c）で患者皮膚にIgAが線状に沈着していることが確認され，線状IgA水疱症と診断できる．表皮真皮境界に結合する自己IgA抗体は，BP180の分解した分子に対する抗体が検出される例と，Ⅶ型コラーゲンに対する抗体が検出される例がある．

2 疱疹状皮膚炎

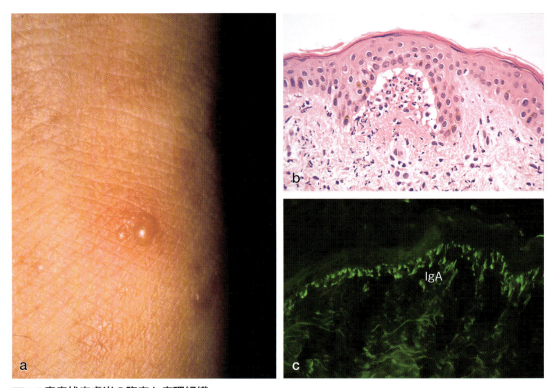

図112 疱疹状皮膚炎の臨床と病理組織

　図112は疱疹状皮膚炎の典型的な臨床である．紅斑の中央に小水疱が数個集簇してみられる．疱疹状皮膚炎という疾患名の文字どおり単純疱疹を疑う所見である．しかし，強い瘙痒があること，分布が帯状疱疹，単純痒疹とは違うこと，経過が長いこと，水疱内の細胞診で巨細胞がないことなどから容易に否定できる．

　一方，これもまた，この所見がほぼ妊娠性疱疹に近いので妊婦に生じたときは臨床上鑑別できない．病理組織では表皮下水疱で微小水疱部に好中球が集簇して**好中球性の微小膿瘍**になっている（図112b）．類天疱瘡でも小水疱性類天疱瘡では紅斑と微小水疱のみのこともあり鑑別を要するが，類天疱瘡の組織像では好酸球性微小膿瘍がみられるので類天疱瘡の可能性は低くなり，線状IgA水疱症，または，疱疹状皮膚炎ということになる．

　この症例の最終診断は，蛍光抗体直接法で患者皮膚の真皮表皮境界部にIgAの沈着が線状ではなく，表皮側から真皮側に向かう細線維状（fiblillar）（図112c）に沈着することが確認されたので，線状IgA水疱症ではなく疱疹状皮膚炎と診断された．

　疱疹状皮膚炎のIgAの沈着は細線維状（提示例）と顆粒状の2つのパターンがある．IgA免疫複合体の沈着では好中球が，IgG免疫複合体では好酸球が集簇することは興味深い．

6 後天性表皮水疱症

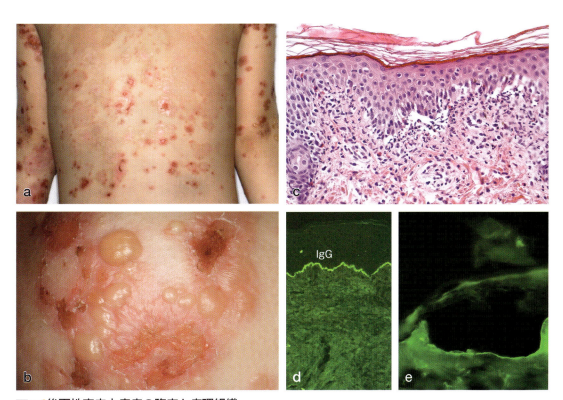

図113 後天性表皮水疱症の臨床と病理組織

図113は5歳の女児に発症した後天性表皮水疱症である．年齢的には比較的に稀ではあるが，臨床（図113a, b）と病理（図113c），蛍光体直接法（図113d），食塩剥離蛍光体間接法（図113e）は特徴的であった症例である．

この疾患における水疱は紅斑を伴わないことが多いが，淡い紅斑を伴うことも稀ではない（図113a, b）．

この症例の紅斑部の組織では表皮下裂隙と表皮真皮境界に好中球の浸潤が顕著にみられている（図113c）が，炎症細胞がきわめて少ない皮疹もある．このことは同じ個人においてもみられる．炎症型と非炎症型の後天性表皮水疱症の2型に臨床的診断を鑑別する場合もある（抗体のⅦ型コラーゲン分子に対する結合部に違いがある）．

水疱は一般的に緊満性である（図113b）．蛍光体直接法（図113d）では患者皮膚無疹部の表皮真皮境界に線状にIgGの沈着がみられる．

水疱部の蛍光抗体直接法および1M食塩水剥離皮膚の蛍光抗体間接法では，水疱底（真皮側）にIgGが沈着している（図113e）．

第5章 水疱性疾患の皮疹の診方

1 鑑別演習症例34（図114）

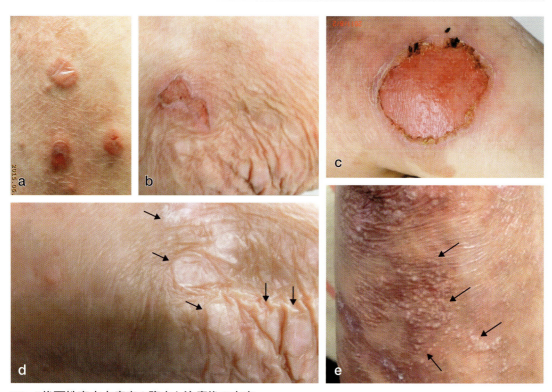

図114 後天性表皮水疱症の臨床と治癒後の皮疹

　この症例は50歳台の男性で、数年前から外力の当たる部分に水疱ができるという患者である（図114a）。

　水疱は摩擦部に紅斑を伴わないで緊満性の水疱ができ，破れるとびらん外側に近接して紅斑が生じる（図114a，b）。水疱底は必ずしも出血はみられないが，時にみられる（図114c）。治癒後に皮膚の肌理が消失する程度の浅い瘢痕が残ることが多い（図114d矢印）。また，ほぼすべての水疱治癒部に集簇した稗粒腫が生じる（図114e矢印）。

　稗粒腫の存在は，汗管が真皮から表皮に入るところで断裂し，ここで閉塞し角栓が生じることによって稗粒腫が生じることを意味している．（類天疱瘡も表皮下水疱であるが，稗粒腫は稀にしか生じない．その理由はわからないが，後天性および栄養障害型表皮水疱症ではより深い基底膜下の裂隙形成であることと関連があるかもしれない．）

　したがって，この臨床からは栄養障害型表皮水疱症（Ⅶ型コラーゲンの変異）または後天性表皮水疱症（抗Ⅶ型コラーゲンIgG抗体による）のどちらかが強く疑われる．病理学的に表皮下水疱であることと蛍光抗体法直接法間接法ともに陽性と血清学的診断（免疫ブロット）が抗Ⅶ型コラーゲンIgG抗体陽性であることから，後天性表皮水疱症と診断された．

2 鑑別演習症例35（図115）

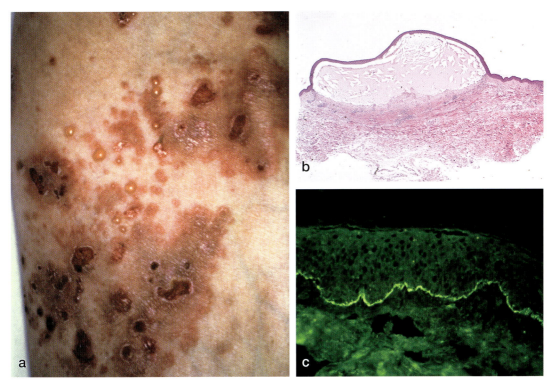

図115 小水疱型類天疱瘡の臨床と病理組織

図115の症例は50歳台男性で，背部に小水疱が紅斑を伴って，集簇しながら生じた．大部分の水疱は緊満性の豌豆大までの小水疱が紅斑を伴って生じている．小水疱は紅斑のない部分にも生じており，先に水疱が生じて続いて紅斑を伴ってくるように観察される（図115a）．組織学的に表皮下水疱（図115b）で蛍光抗体直接法で真皮表皮境界にIgGの沈着を認めた（図115c）．以上から小水疱型類天疱瘡と診断される．

このような特異な症例では，しばしばBP180に対するIgG抗体以外にも表皮真皮境界の抗体がみられる．この症例では分子量150 kDa，205 kDaの表皮真皮境界蛋白に対するIgG抗体も認められた．抗BP180 IgG抗体以外の抗体が臨床所見の特異性と関連があるかもしれないが，なぜ小水疱型（vesicular）になるかは不明である．

第5章 水疱性疾患の皮疹の診方

3 鑑別演習症例36（図116）

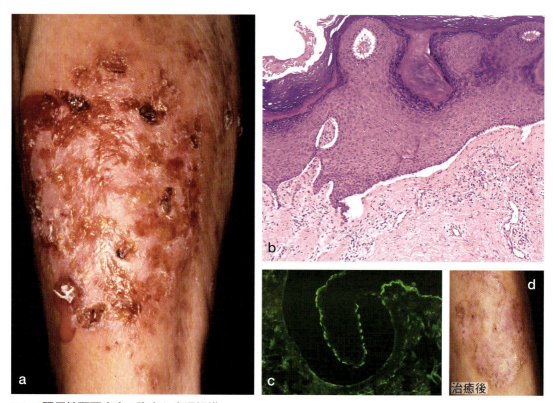

図116 限局性類天疱瘡の臨床と病理組織

　図116の症例は80歳台男性で，数カ月前から左下腿前面に水疱が出没し，びらん痂皮の形成をくり返している（図116a）．このほかの部位には水疱・びらん・痂皮は認められなかった．この患者さんは脳出血のため後遺症として左半身麻痺である．

　病理組織では表皮／角層の肥厚と表皮直下に裂隙がみられる（図116b）．蛍光抗体直接法で表皮真皮境界に線状の，水疱蓋に点線状のIgGの沈着がみられた（図116c）．免疫ブロットで抗BP180IgG抗体が認められた．以上から限局性類天疱瘡と診断された．

　限局性類天疱瘡では最強力のステロイド軟膏の外用で治癒することが多いが，この症例も浅い瘢痕を残して治癒した（図116d）．限局性類天疱瘡は半身麻痺の患者さんの下腿に生じることが多いが，その病態機序は不明である．

第6章

膠原病・糖尿病に
みられる皮疹の診方

第6章 膠原病・糖尿病にみられる皮疹の診方

1 全身性紅斑性狼瘡（SLE）と皮膚筋炎の皮疹の診方

表1 遭遇度2%以上の皮膚疾患トップ14

順位	疾患	遭遇頻度（%）
1	その他の湿疹	18.67
2	アトピー性皮膚炎	9.98
3	足白癬	6.49
4	蕁麻疹・血管性浮腫	4.99
5	爪白癬	4.79
6	ウイルス性疣贅	4.49
7	乾癬	4.43
8	接触皮膚炎	3.92
9	ざ瘡	3.60
10	脂漏性皮膚炎	3.28
11	手湿疹	3.00
12	その他の皮膚良性腫瘍	2.47
13	円形脱毛症	2.45
14	帯状疱疹・疱疹後神経痛	2.39

すなわち，膠原病があってもなくても，

湿疹皮膚炎群	30%
白癬	11%
蕁麻疹	5%

つまり，皮疹が出たら2人に1人は上記3つの皮膚疾患のうちどれかである！

（古江増隆ほか：日皮会誌 119（9），1795-1809，2009 表11より引用）

　膠原病の患者でも，当然一般の皮膚疾患に罹患する．**表1**には遭遇度の高い疾患を示している．とくに皮膚科医を訪れる患者の上位3疾患は湿疹皮膚炎群30%，白癬11%，蕁麻疹5%である．内科的に膠原病をもっていると診断が疑われる患者においては膠原病皮疹の出現頻度が1位になるであろうと推察できるが，**先の3疾患はしばしば併発しているので鑑別しないといけない**．とくに，皮疹から膠原病を疑う場合は皮膚科医といえども頻度はきわめて低いので，**あくまでも上位3疾患についてはロジックをもって絶対的診断をする必要がある**（→第1章から第4章まで参照）．

　SLEと皮膚筋炎の皮疹は，血流中に皮膚，腎臓，肺など全身の臓器において病変をひきおこす病因因子が流れているため真皮血管を中心に発症し，表皮病変も続発してくる．したがって，表皮に鱗屑や痂皮，びらんなどの症状が二次的に発症するまで数日から数週間を要し，その間，表皮に異常のない紅斑のみの時期が存在する．また，基底細胞に液状変性を生じるII型アレルギーであっても，表皮のターンオーバーが基底細胞変性のために遅延し，角層に異常がみられるまでに紅斑が出た後，やはり2〜4週間はかかる．さらに，鱗屑や痂皮が生じるような時期になっても真皮の病変が先行するので，その鱗屑や痂皮の外周に紅斑のみの領域が認められる．

　この両疾患では表皮基底細胞の液状変性と，血管病変を伴う．さらに，発症機序は不明であるが，膠原線維そのもの変性，各種臓器の基質（マトリックス）の変性も生じる．さらに，この皮疹における発症機序と同様のことが各臓器の細胞や血管内皮細胞にもおきていると推察できるので，もちろん皮疹のみが特異的な病態である場合も多いが，皮疹によって内臓の病態も推察できる例も多い．

1 SLEの手指病変（図118, 119）

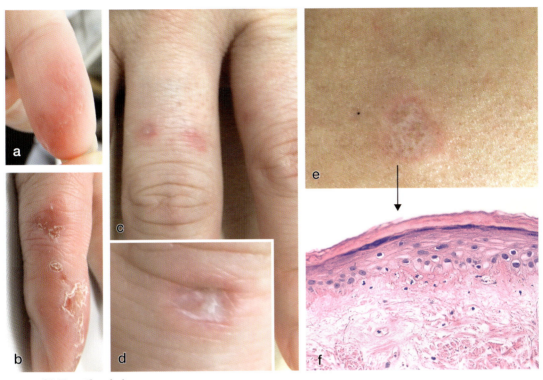

図117 SLEの手の皮疹

　図117は30歳台の女性の指に，数カ月前12月になってから生じた皮疹である．患者は霜焼け（凍瘡）の治療を前医で行ってもらっているが治らないという．指腹には境界がやや不明瞭な紅斑が末節部皮膚の半分ほどを覆う皮疹として数本の指にみられる（図117a）．示指の指腹から指背にかけて境界やや不鮮明な紅斑の中央に点状の紫斑と不規則な襟飾り状の鱗屑がみられる皮疹（図117b），および，中央部が扁平に陥凹して白色調の角質をつけているが辺縁には鱗屑はない直径5 mm前後の紅斑が手指背面に多発している（図117c, d, e）．

　また，背部には環状の紅斑で中央部の角質が肥厚し肌理が消失して白色調になり，一見浅い瘢痕にみえる皮疹が数個認められた（図117e）．この部分の病理組織像では基底細胞が強度の液状変性を呈し，表皮の萎縮と角層のコンパクト化がみられる（図117f）．不全角化がなく，顆粒層が明瞭に認められ，有棘細胞層が減少していることは，基底細胞が液状変性に陥り，表皮ケラチノサイトの外方（上方）移動が遅れていることの結果である．真皮上層は膠原線維の変性を伴って浮腫状になっている（図117f）．すなわち，背部の皮疹（図117e）も，基本的に図117dに示す指の皮疹と同様の皮疹と考えられる．

　これらの皮疹は膠原病，とくにSLE，DLEを疑わせるが，ゴットロン徴候（図10, 120参照）はなく，手指の関節間の紅斑であるので，皮膚筋炎は否定的である．

第6章 膠原病・糖尿病にみられる皮疹の診方

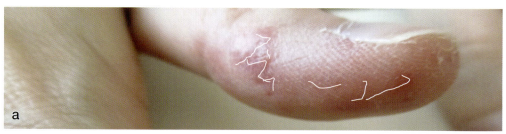

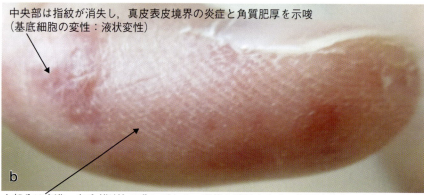

中央部は指紋が消失し，真皮表皮境界の炎症と角質肥厚を示唆（基底細胞の変性：液状変性）

この色調はやや紫色で，紫斑，真皮内の出血を意味する．ガラスで圧して消褪しないことを確認して識眼を養う．

大部分は皮溝，皮丘（指紋）の乱れがなく，環状の鱗屑もなく，紅斑は表皮の変化より先（真皮が主病変と示唆）．点状紅斑（紫斑を混じる）が樹枝状に配列＝毛細血管病変が主体と示唆

図118 SLEの指の紅斑

　図118は同じ患者の指腹の皮疹である．紅斑に濃淡があり紅斑の中に点状の紅斑ないしは紫斑がいくつかみられる．その点状の紅斑／紫斑をたどると（図118a）のように樹枝状～珊瑚状になり，乳頭下血管叢を反映していることがわかり，血管病変が基本にあるとわかる．

　一方，指紋（皮溝，肌理）は消失しており（図118b矢印），基底細胞の液状変性の存在を示唆している．このことから，この皮疹はSLEの皮疹であると診断できる．

2 SLEと皮膚筋炎と湿疹の論理的な皮疹の違い

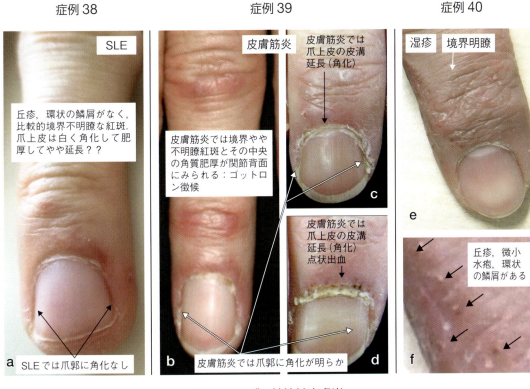

図119 指と爪囲紅斑：SLE，皮膚筋炎，アレルギー性接触皮膚炎

　これらの症例の爪囲紅斑は，SLE（図119a），皮膚筋炎（図119b，c，d）と手湿疹（図119e，f）の臨床写真である．

　図119e，fの爪囲紅斑には0.5～1mmの点状の小水疱，痂皮，鱗屑がみられるので，表皮内の海綿状態を示唆している（図14～22参照）．この所見からアレルギー性接触皮膚炎と診断できる．

　一方，図119aでは爪囲紅斑に鱗屑がなく，痂皮もなく，境界もやや不明瞭であることから真皮の炎症によると考えられる．すなわち，局所の外的因子による皮膚炎ではない．したがって，全身の皮膚とくに関節背面，顔面，他の指の皮膚をみる必要があり，膠原病（とくにSLE），薬疹など内科的疾患の検索が必要になる．この例ではSLEであった．

　図119b，c，dは境界やや不明瞭な爪囲紅斑と爪上皮．爪郭に角化病変（角質肥厚と鱗屑）がみられる．爪郭の角化は基底細胞の液状変性で角化細胞の外側への移行（角化）が遅延して，角質強度の疲弊（角質疲労）によって堆積とひび割れが生じていると推される．図119bの指背間接部に紅斑と紅斑の中央に角質肥厚（ゴットロン徴候）がみられる．これらの所見は表皮基底細胞の液状変性の結果，表皮ターンオーバー時間が延長し，表皮とくに角質層の耐性疲労によって，摩擦部や外力の加わる爪囲に角質（爪上皮も含め）の異常が生じた（SLEより基底細胞の液状変性が強い）結果であると推察できる．かつ，図119dの爪上皮に点状出血がみられ，血管病変の存在も示唆される．このことから皮膚筋炎と診断できる．

3 皮膚筋炎のゴットロン徴候とメカニックハンド（図120）

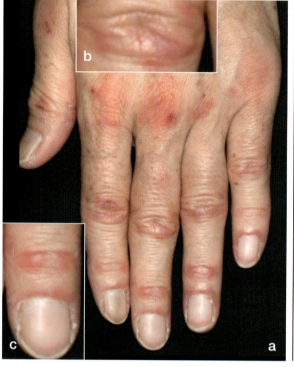

図120 皮膚筋炎：ゴットロン徴候とメカニックハンド

　この症例のすべての手指の関節背部に紅斑があり，角質が肥厚して，皮膚の肌理が消失している（図120b：肌理の消失のメカニズムは図6〜9を参照）．典型的なゴットロン徴候である．爪郭には角化がみられる（図120c）．

　また，親指内側と示指外側側面には関節部位外にも角質が白くなった紅斑〜丘疹からなる皮疹が連なるように線状にみられる（図120e，d）．これをメカニックハンドという．

　これらに共通する点は，ともに摩擦外力が頻繁にかかる部位にこのような皮疹ができるということである．これは，皮膚筋炎では基底細胞に強い液状変性が生じ，表皮の脆弱性が生じるが，外力が当たるところではこれを補うために角質肥厚が生じる．すなわち表皮ターンオーバー時間が延長し，角質の脆弱化（角質疲労）がおきているところに摩擦が生じ，炎症と角質のひび割れが生じ角質が白くなる（とくにメカニックハンドでは）．

　すなわちこれらの皮疹は基底細胞の液状変性による結果である．しかしSLEでは液状変性の程度は低いため，ゴットロン徴候は生じない（図117「SLEの手指」参照）．SLEでは基底細胞の液状変性より血管病変の関与が強いため，摩擦とは関係ない部位，主に血管叢の分布に沿って生じると推察される．したがって，関節の間にも生じる．ただし，DLEでは血管の関与が少ないので皮疹自体は皮膚筋炎に近い．

　このように，皮膚筋炎とSLEとでは皮疹の違いは明らかである．

4 皮膚筋炎とアトピー性皮膚炎の皮疹の本質的な違い（図121）

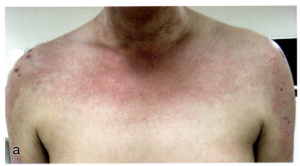
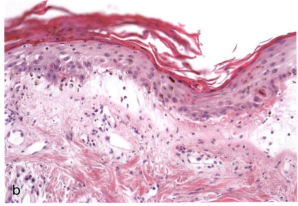
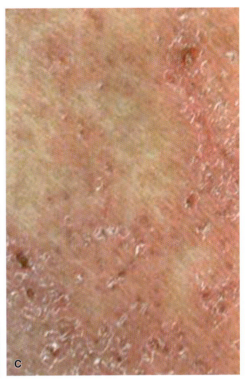

図121 皮膚筋炎の慢性化した体幹部皮疹と病理組織

　図121の症例は60歳台男性で，前胸部，上腕外側，背部に紅斑と落屑があり，顕著な瘙痒も伴うということで，成人アトピー性皮膚炎の診断の下で治療されているが治らないということで来院された．

　確かに，直径0.5〜1 mmほどの点状痂皮があることから（図121c），アレルギー性接触皮膚炎も一見疑われる．しかし詳細に観察すると丘疹が1つもないこと，痂皮に大小があること，搔破痕に沿って紅斑が線状にあること，その上に点状の痂皮が並ぶことから，湿疹ではないと診断される．

　そこで，全身をよくみると，前胸部に同様な皮疹があり，手指関節部にも紅斑があり皮膚筋炎と診断された．

　病理組織（図121b）を観察すると基底細胞の強い液状変性があり，表皮が菲薄化している．表皮の脆弱性が組織から推察され，臨床をよくみると摩擦部，搔破部位に紅斑と点状の痂皮が搔破痕に一致してみられる（図121c）．皮膚筋炎の皮疹は基底細胞の強い液状変性（表皮ターンオーバー時間の延長）と真皮上層の浮腫によって形成される脆弱な表皮疲労によると考えられる．

　このような表皮の萎縮を伴い角質層にも異常を来すような皮疹は，皮疹形成初期ではなく数週間した後に，慢性的な紅斑で体幹部や上腕部で摩擦する部位に生じる．

5 皮膚筋炎と接触皮膚炎の眼瞼紅斑の違い (図122)

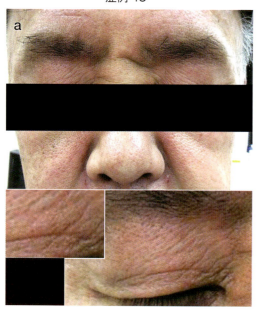

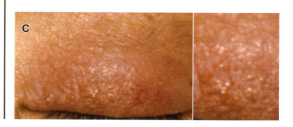

図122 皮膚筋炎の眼瞼とアレルギー性接触皮膚炎の眼瞼

図122a, bの2症例はともに顔面とくに上眼瞼の紅斑を主症状としている．図122aの上眼瞼の紅斑は浮腫を伴っており，図122bの眼瞼紅斑では浮腫は目立たないが，鼻背に不規則な紅斑を伴っている．両者ともに眼瞼紅斑は明瞭であるが，鱗屑，痂皮，漿液性丘疹はない．したがって，局所の外的刺激やアレルゲンによる湿疹群は否定される．

ここでは示さないが全身の皮膚をみると，図122aの症例では前胸部に紅斑が，図122a,bの症例ともに手指にゴットロン徴候がみられ，皮膚筋炎と診断できた．

これらの所見と比較するために，眼瞼を含む顔面のアレルギー性接触皮膚炎の症例の眼瞼臨床を図122cに示す．図122cでは上眼瞼の浮腫を伴った紅斑には0.5〜1 mmの点状の小水疱（漿液性丘疹），痂皮，鱗屑がみられる．これは，表皮内の海綿状態を示唆している（図14〜22参照）．したがって，図122cの症例は化粧品などのアレルギー性接触皮膚炎と診断できる．

6 皮膚筋炎と脂漏性皮膚炎の眼瞼紅斑の違い（図123）

これらの症例の病変の主体は表皮？ 真皮？

症例 45

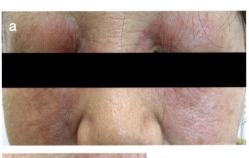

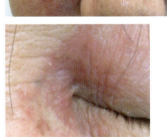

症例 46

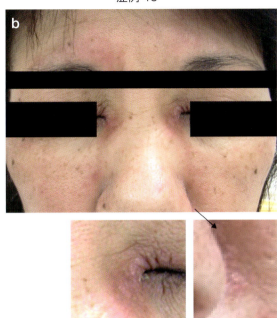

図123 皮膚筋炎の眼周囲紅斑と脂漏性皮膚炎の眼周囲紅斑

　図123の2症例はともに眼瞼周囲と頬，一部額の紅斑を示す．ともに，漿液性丘疹，点状痂皮，環状の鱗屑は認められないので，アレルギー性接触皮膚炎は否定される．しかし，図123aの症例では，拡大して皮疹をよく観察すると，紅斑の辺縁が明瞭な紅斑で，かつ，やや浮腫を伴っている（皮溝の幅が広く，低く盛り上がっている）ようである．以上から真皮浅層が主体の病変であると観察できる．境界明瞭なので真皮浅層の炎症を示唆する．

　皮膚筋炎ではSLEに比較して基底細胞の液状変性と真皮上層の浮腫が顕著で，リンパ球浸潤はかなり軽度であるので，このような皮疹になる．SLEではリンパ球浸潤がパッチ状（小斑状）に血管周囲と付属器周囲に出現するので，図124（次ページ）に示すように，浮腫はなく，やや硬く触れる浸潤性の紅斑となる．加えて，図123aの症例では手指を観察するとゴットロン徴候があり，合わせて皮膚筋炎の顔面紅斑であると診断できる．

　これに対して図123bの紅斑は，境界明瞭で，かつ，浮腫はなく，やや湿った鱗屑を伴い，一部亀裂もみられる．以上から，表皮内の疾患で，刺激性の皮膚炎ということになり，眉，鼻周囲の紅斑は脂漏性皮膚炎と診断できる．また，両眼角の亀裂と鱗屑を伴った紅斑は涙液などによる刺激性皮膚炎も脂漏性皮膚炎に合併している可能性もある．

　皮疹を観察するときに鱗屑，点状痂皮の有無をきちんと評価することが診断には重要である．

7 SLEの皮疹の特徴（図124）

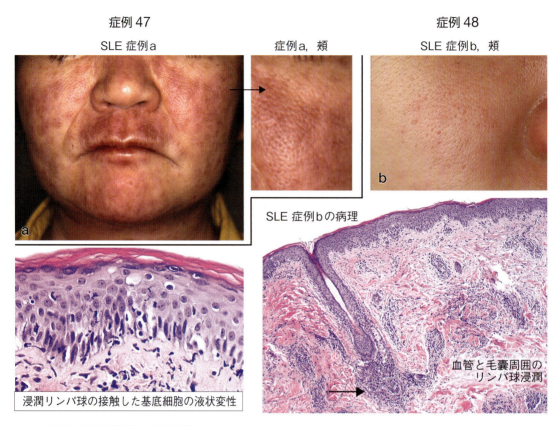

図124 SLEの顔面紅斑と病理組織

　図124の2症例はSLEである．顔面の紅斑には鱗屑がなく，漿液性丘疹がなく，びらん・潰瘍もないので**真皮病変**といえる．紅斑の境界はやや不明瞭であるので真皮中間から真皮深層に及ぶと推察される．両症例ともにおよそ**蝶形紅斑**といえる（図124bの症例は提示していない）．

　図124aの紅斑は直径数mm〜10mmほどで，粗大網目状の配列をしている．これは血管周囲の炎症（血管病変の関与）を示唆している．また，立ち上がりの緩い丘疹もみられ，毛囊を巻き込んだ炎症の存在も推察される．これらの臨床所見は病理組織でも確認された．

　この症例ではリンパ球浸潤を伴った基底細胞の液状変性が認められる．その結果，顆粒層が明瞭にみられ，角層もほぼ正常であり，皮膚表面も正常ということになる．以上から両症例ともにSLEに伴う皮疹と診断される．

8 SLEの蝶形紅斑と白癬による頬部紅斑との違い（図125）

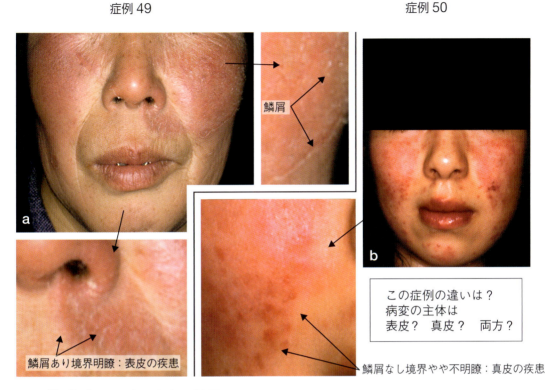

図125 蝶形紅斑を示す顔面白癬とSLE

　この2症例はともに蝶形の紅斑が顔面にみられる．しかし図125aの頬の紅斑の上には細かい鱗屑が多数付着していることが観察できる．これは表皮の病変が主体であることを示し，かつ，明瞭な境界部に丘疹が並んでいることから顔面白癬と診断できる（KOH鏡検必須．図56，61参照）．

　一方，図125bの症例では，紅斑の辺縁がやや不明瞭で，丘疹がみられるものの丘疹の立ち上がりが緩く，鱗屑も付いていないことから，真皮毛囊周囲の炎症による紅色丘疹であると診断できる．加えて蝶形紅斑であること，手指に爪囲紅斑があることから，SLEに伴う皮疹であると診断できる．

　このように，**表皮が主病変か真皮が主病変かを最初に診断すること**，かつ顔面（主訴皮疹）以外の皮疹の有無の確認と，もしそれがあれば，その所見が鑑別診断の基本となる．

第6章 膠原病・糖尿病にみられる皮疹の診方

9 逆ゴットロン徴候（図126）

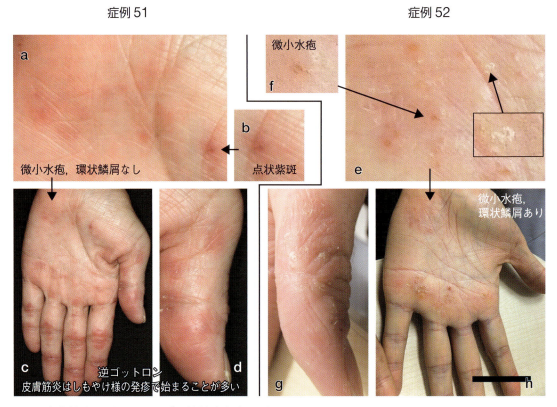

図126 皮膚筋炎の手とアレルギー接触皮膚炎の手

　図126の2症例はともに手の湿疹ということで治療を受けてきたが治らないという患者である．図126cと図126hを比較すると手掌の紅斑の部位はほぼ近い部位にみられるが，指関節部の紅斑は図126gにはみられない．逆ゴットロン徴候（ゴットロン徴候は手背側）を知っていれば，皮疹の分布から症例126aは皮膚筋炎を疑うことができる．

　逆ゴットロン徴候を知らなくても，よく観察すると，図126aの紅斑はどの部位にも漿液性丘疹，点状痂皮，環状の鱗屑がみられないので真皮が主病変と判断できること，また，よくみれば図126aの丘疹様紅斑には点状紫斑がみられ（図126b），血管病変も示唆されることから湿疹は否定できる．

　図126eではいずれの紅斑にも0.5～1mmの点状痂皮と環状鱗屑がみられ，湿疹（アレルギー性接触皮膚炎）と診断できる．

　図126aは慢性に経過する膠原病であるので局所療法では改善しないし，図126eはアレルゲンにくり返し接触しているために治癒と再発をくり返していることから，皮疹の経過は両者とも慢性となる．それぞれに原因（膠原病とアレルゲン）に対する治療をすれば手掌の皮疹は改善する．

2 糖尿病の皮疹の診方

表2 糖尿病と関連する皮膚病変

1) 血管障害：

　　細小血管障害：糖尿病性水疱，前脛骨部萎縮性色素斑，
　　　　播種状環状肉芽腫，リポイド類壊死症，糖尿病性壊疽，
　　　　Dupuytren 拘縮，反応性穿孔性膠原線維症，
　　大血管障害：糖尿病性壊疽

2) 末梢性神経障害：糖尿病性無汗症，知覚異常＝潰瘍等

3) 結合織代謝障害：糖尿病性浮腫性硬化症

4) 脂質代謝障害：糖尿病性（丘疹性）発疹性黄色腫

5) 糖質代謝障害：澄明細胞汗管腫

6) 易感染性＝皮膚感染症：真菌症（カンジダ症と白癬）
　　膿皮症，蜂窩織炎，非クロストリジウム性ガス壊疽，
　　壊死性筋膜炎，ウイルス感染症

赤字は本項で採り上げる疾患

　糖尿病の皮疹の形成機序と皮膚症状は**表2**に示したように多様である．それぞれの臨床所見については他書に譲ることにして，ここでは細小血管障害に基づく真皮膠原線維の変性〜肉芽腫：反応性穿孔性膠原線維症，播種状環状肉芽腫．リポイド類（仮性）壊死症について紹介したい．

　糖尿病に伴う最小血管障害の発症機序は不明であるが，血管炎ではない機序で局所の血行障害に伴う低酸素，低栄養状態をひきおこしていると推察される．その結果，真皮の膠原線維が変性し，肉芽腫反応を誘発すると考えられる．

　図127に示すような機序で，同じ細小血管障害による膠原線維の変性が基本にあるもののその生じる真皮の深さによって反応性穿孔性膠原線維症，播種状環状肉芽腫．リポイド類（仮性）壊死症の3種類の異なった皮疹が以下に述べるように形成されると推察される．

　膠原線維，弾性線維の変性が真皮浅層で表皮に接するような部位で生じると，変性部の周縁で表皮が真皮に陥入して経表皮性排除（transepidermal elimination）が生じて**反応性穿孔性膠原線維症**の皮疹を形成する（図66，67，128）．表皮から一定の距離をおいて真皮の膠原線維，弾性線維の変性が生じるとムチン沈着を伴って生じると**環状肉芽腫**になる（図128）．表皮直下から真皮深層まで膠原線維の特殊な変性（一部膠原線維の変性と新生が共存して，変性／硬化に陥る：necrobiosis）がみられ，表皮直下から浅層では膠原線維の硬化に陥っている（図96，128）．したがって，リポイド類壊死症は表皮の萎縮，コンパクト角層と鱗屑を伴うことがある．また，表皮に密に接すると経表皮性排除あるいは潰瘍になる（図128）．

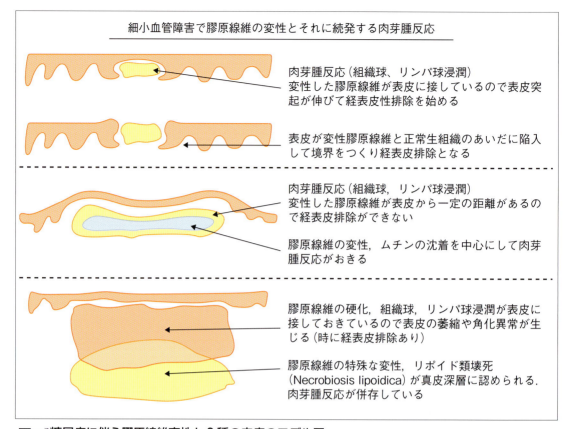

図127 糖尿病に伴う膠原線維変性と3種の皮疹のモデル図

1 糖尿病に伴う細小血管障害による皮疹（図128）

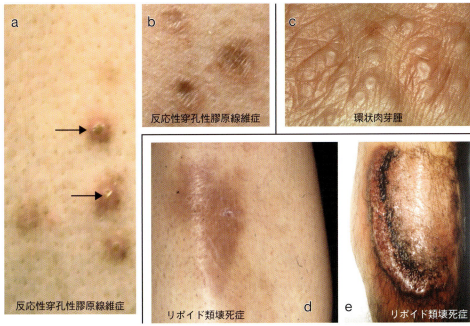

図128 糖尿病に伴う膠原線維変性と3種の皮疹の実例

　図128aは反応性穿孔性膠原線維症で図66，67において詳細を述べたので参照されたい．真円形の丘疹の中央に白色～黄灰色調の排出される膠原線維がみられる(図128a 矢印)．瘙痒は強いことが多い．搔破や摩擦により表皮が傷害されると，表皮再生過程で表皮に接した部分の変性した膠原線維の下側の生組織との境界をつくるための反応と推察される．結果として壊死組織としての変性膠原線維が経表皮排除で排出される．完全に排出されると，図128bに示す臨床像のように中央が陥凹した環状の萎縮性皮疹となり，いずれ平坦化して目立たなくなる．

　図128cは典型的な環状肉芽腫で糖尿病の例ではこのような皮疹が背中を中心に散布性に分布する．中心はやや陥凹して環状の堤防状隆起がありその外側は緩やかな斜面となって月のクレーターのようにみえる．表面には鱗屑，痂皮はつかない．これは図127の皮疹形成機序の説明図にあるように，表皮から一定の距離(グレンツ

ゾーン)をおいて真皮内に膠原線維の変性と環状の肉芽腫反応がみられるため表皮とはクロストークできないためと推察される．瘙痒はないことが多い．

　図128dは下肢前面にみられたリポイド類壊死症の皮疹である．辺縁比較的明瞭な紅斑で中央は光沢のある皮膚表面であるが，皮膚の肌理がなく，鱗屑を伴うことは稀ではない．触診上硬く触れる．初期では皮内から皮下にかけて結節状の浸潤を触れる．このときは瘙痒も伴うこともある．皮疹は周辺に徐々に拡大して手掌大以上になるのも稀ではない．図127の説明図にあるように，膠原線維の変性は表皮直下から皮下脂肪上層まで及ぶ．表皮に密接に膠原線維が接して変性が進むと，図128eのように経表皮排除機構が働いて，数週間以上続き，瘢痕様変化を残して治癒する．同じ細小血管障害による結合組織の変性病変であるが，表皮との相互作用によって皮疹の形状が変わるのは興味深い．

院長コラム 11

初期研修医によく話すこと

　どのような医師になったら良いかとか，医師にはどのような道があるかとか，研修医から尋ねられることがある．その時，よく話すことである．

　すべてこの世の中の就労者は，創造者と検証者（仮にそう呼ぶ）と消費者に分けることができる．創造者は芸術家であり，科学者である．検証者は創造者が作り出したものが本物かどうか検証し，人類に役立つものに変換し消費者に引き渡す人々である．消費者はそれらを人類，社会，個人のために消費する人々である．医師について言えば，新しい概念，技術，薬を研究開発する医科学者，たとえば大学や研究所の研究者が創造者である．彼らはこの世で未発表の新事実や真理を探究し発表しているので，彼らの個人的興味で，自分のために研究している．結果として社会のためになると言うことである（昔は違ったが，現在は研究費を得るために社会にこのように役立つと無理に記述している）．検証者はまだ役立たない創造者の新発見を具体的に

社会に役立つように検証し，変換し，新実用医療技術やガイドラインとして公表する（これは社会から研究費を得やすい）．これらは国公立病院や民間の大病院の医師/科学者，臨床医が行っている．消費者に相当する医師は，中小病院や診療所の医師である．目の前の患者さんの所見を分析し，これまでに確立された診断を迅速的確に下し，ガイドラインに沿った治療を優れた医療技術で行う医師のことである．つまり，書棚に並べられた確立された知識と技術を消費することによって患者さんに直接貢献している（費用は国費と患者さんから適切に得られる）．この三者は分野が違うがすべてに同じレベルの名医が存在する．もっとも医者らしいのは消費者の医師であり，自我をもっとも捨てなければ名医にはなれないし，患者のためにすべての確立された医学知識と技術を勉強し続けなければならない．自分はどの分野の名医になるか，この2年間で考えましょう，と話している．

第7章

付録
鑑別症例演習

皮疹ロジック / 因数分解による鑑別診断演習

　この章では，筆者がセカンドオピニオン外来で経験した症例を主に，演習として提示した．筆者はある民放の人気医療娯楽テレビ番組に数年前までに毎年 1 回合計 6 回出演したことがあり，またある本の「日本の名医皮膚科 10 人」の一人として紹介されたこともあり，そのためか北海道から沖縄まで日本中から数百人のセカンドオピニオン患者を見る機会があった．稀少な疾患も大学病院時代より多く診断したが，一方で，コモンディジーズの診断で治療が継続され，経過の思わしくない患者も多数診察することになった．

　それらの中でとくに治らない多形慢性痒疹，結節性痒疹として診療されてきた反応性穿孔性膠原線維症，色素性痒疹の患者を，大学病院時代よりはるかに多数診療する機会を得た．また，湿疹皮膚炎群として膠原病，白癬，類乾癬，滴状乾癬，菌状息肉症なども診療されていた．これらの診断はおそらく大学病院等大病院での経験年数の少なかった医師によって一瞬皮疹を見れば診断が頭に浮かんでくるパターン認識診断，すなわち暗黙知診断で診断されていることによるかもしれない．（暗黙知診断では，正しく診断された症例経験がないとその疾患はその医師の頭に浮かんでこない．）暗黙知診断は多様な皮膚疾患の正しい診断のできる大病院での経験年数 20 年以上の医師による指導が，少なくとも 10 年以上は必要かと筆者は考えている．

　そこで，本書は暗黙知診断の欠点を補うロジック / 因数分解による皮疹の診方を少しでも多くの若い医師に提供し，これらの疾患の診断に留意した筆者の頭の中の思考過程を症例を中心にして解説した．そこで，前章までは，まず診断名をあげてその皮疹の解析過程をまとめたが，この付録では診断名のあげていない症例写真を読者にまず見ていただいて，本文で解説した筆者の「皮疹の因数分解ロジック」を使って鑑別診断を考えていただく経験をしていただきたいと言う趣旨でまとめた．少しでも，楽しんでいただければと願っている．

鑑別症例演習 ① (図129)

　30歳台，男性．前胸部から上背部にかけて首を取り囲むように痒みのある淡い紅斑が認められる．数カ月前，前胸部に痒みを伴った手掌大の紅斑が出現したためステロイドクリームを時々塗っていたが，良くならないでだんだん拡大したので来院した．この症例の皮疹は淡い紅斑と乾いた鱗屑である．よく見ると辺縁は微小な丘疹が一列に並んで明瞭である．境界外側には鱗屑，紅斑はない．

Question

・この臨床写真を見て，どう考えるか？

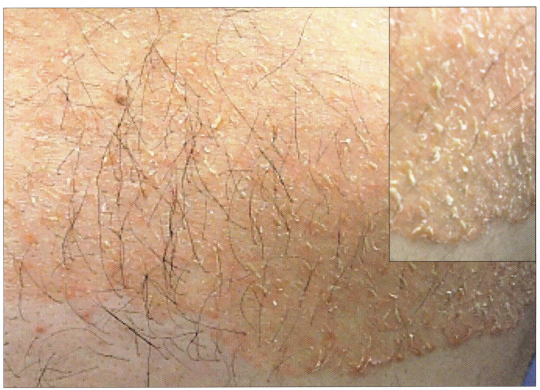

図129

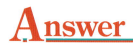

体部白癬

図130

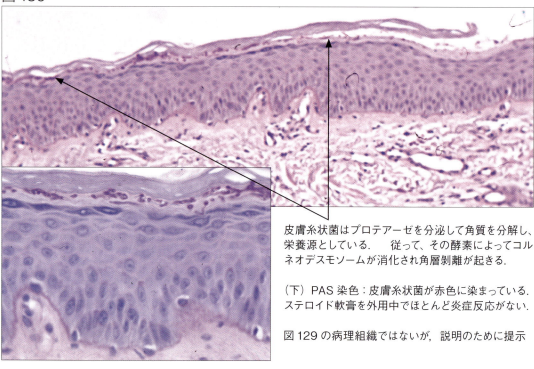

皮膚糸状菌はプロテアーゼを分泌して角質を分解し、栄養源としている．従って、その酵素によってコルネオデスモソームが消化され角層剥離が起きる．

（下）PAS染色：皮膚糸状菌が赤色に染まっている．ステロイド軟膏を外用中でほとんど炎症反応がない．

図129の病理組織ではないが，説明のために提示

解説

　この症例の臨床所見（図129）をみると漿液性丘疹，0.5mm以下の点状痂皮がない．これは表皮内に点状海綿状態がないことを示しており，アレルギー性接触皮膚炎ではないことがわかる（第2章図16～21参照）．

　次に，鱗屑が乾いていることと，辺縁に丘疹が並んでいることから，脂漏性皮膚炎は否定的である（図24～26参照）．

　残るは皮脂欠乏性皮膚炎あるいはアセトンや強力な表面活性剤による一次刺激性皮膚炎であるが，皮疹部中央部の乾いた鱗屑と淡い紅斑はこれらに一致する．しかし，辺縁にみられる淡い紅斑を伴った微小丘疹が境界に沿って配列している所見は，皮脂欠乏性皮膚炎や一次刺激性皮膚炎ではみられない．すると，この特徴的な境界部の所見は体部白癬の環状紅斑の辺縁所見（第2章図56参照）に矛盾しないことに気づく（記憶，想起と言うことになるが）．そこでKOH検査をすることになり，真菌要素が見つけられ，体部白癬と診断できた症例である．

　なぜこのように鱗屑が顕著になるかというと，このような症例の病理組織（図130：この症例の組織ではないが説明のために提示）を見ると，断続的なステロイドクリームの外用のために炎症がほとんどなく，真菌要素が多数見られ，発育が活発であることがわかる．皮膚糸状菌はプロテアーゼを分泌し角質細胞を消化し侵入し栄養源にしている．その結果細胞間の接着コルネオデスモソームが消化され，角層は容易に剥がれることになる．これにより，鱗屑の多い淡い紅斑になると推察される．

鑑別症例演習 ❷　（図131）

　40歳台，女性．数ヵ月前から顔面に紅斑が出没するようになった．いろいろ治療しているが治らないということで来院された．

Question

・この臨床写真を見て，どう考えるか？

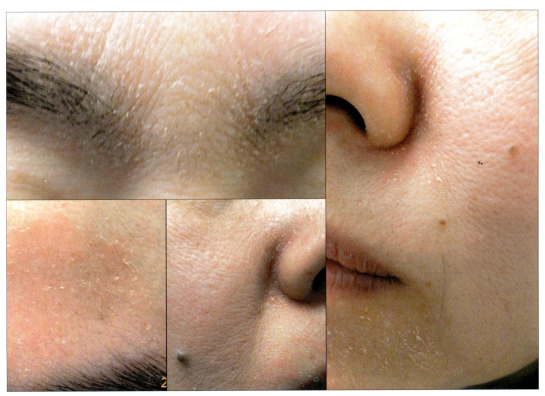

図131

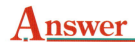

脂漏性皮膚炎

解 説

　図131の臨床像では，眉毛から額，鼻翼から頬にかけて淡い紅斑とやや黄色調の鱗屑がみられ，鼻翼部では鱗屑がやや湿っているようにみえる．

　また，漿液性丘疹，0.5 mm 以下の点状痂皮も無いので表皮内に点状海綿状態がないことを示し，化粧品などによるアレルギー性接触皮膚炎ではないことがわかる．

　脂漏部位に症状が顕著であることと合わせて，脂漏性皮膚炎と診断できる（第2章図23～26参照）．

　この例では，まず，1 mm 以下の点状痂皮や1 mm 以下の漿液性丘疹の存在について最初に考えたかどうかが重要である．これらが無いとわかった後に一次刺激性皮膚炎を考えることになるが，何らの原因物質（自家製剤，地方薬局製剤，サプリメント等）を外用したか，それらを使った部位について考察し，次にこの患者の皮疹の分布様態から脂漏性皮膚炎の診断に至る．

院長コラム 12

フィルター効果

　民間のある有名な医療芸能番組にほぼ毎年1回6回出演した．第一回の出演の翌日から週1回4～5人のセカンドオピニオン予約枠が最初の数日で半年分が埋まった．翌年の出演の後は紹介状持参の患者さんのみとしたら，1カ月で予約がなくなった．そこで，また，紹介状はなくて良いとしたら，直ちに半年分予約が埋まった．つまり，患者さんは主治医に内密にして紹介状無しで他の医師の診療，高度先進医療による診断を受けてみたいと考えている．それが患者さんのニーズである．私の勤める病院は452床の地域支援病院でがん診療連携病院であり，中核病院である．そこで，私は紹介状なしでもありでも等しく受け入れるようにシステムを変えた．紹介状をもらってきてももらってこなくてもいつでも最高の医療を提供すると言うことである．病床は常に95％以上の今年からは紹介状なしでは5000円の支払いは余分になるが，患者さんは全く減っていない．

　話を元に戻すと，私のところに前述のテレビ番組を見てこられる患者さんは，難治性のアトピー性皮膚炎，痒疹類（とくに色素性痒疹がきわめて多い），反応性穿孔性膠原線維症，膠原病，異形白癬，水疱症，角化症，遺伝性の疾患なども多く，大変勉強になる．しかし，精神的に医療不信に陥っている患者さんが30％ほどはある．遠方から新幹線に乗ってこられる．この10年間は大学とはまた異なった患者層であり，結果として，この書を出版できることになった．

鑑別症例演習 ❸ （図132）

症例a，bともに50歳台，女性．顔面の蝶形紅斑が1〜2カ月前から目立ってきた．

Question

・この臨床写真を見て，この2症例の違いをどう考えるか？

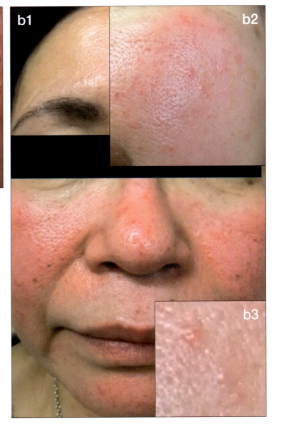

図 132

Answer

aはSLE，皮膚筋炎が疑われ，bでは否定的である．
a：SLE
b：酒皶様皮膚炎

解説

　図132a, b症例ともに，紅斑には鱗屑，痂皮がないことから，ともに表皮主体の疾患（アレルギー性接触皮膚炎，脂漏性皮膚炎，一次刺激性皮膚炎）は否定される．

　症例aでは小指爪甲大以下の小紅斑が，粗大網目状に配列している．一見ランダムに見えるが，**図a3**のように点線で小紅斑の中心を追うと網状配列が想定できる．このことから血管周囲性の細胞浸潤や血管病変の関与が推察できる．

　一方，**症例b**では，紅斑はびまん性で頬と鼻梁部皮膚全体に分布している．さらに，頬，鼻梁の紅斑の上に毛囊性丘疹（**図b2, b3**）が散在している．以上から**症例a**はSLE，皮膚筋炎（発症期間が短く日単位で発症すると薬疹，ウイルス感染関連の可能性はある．SLE，皮膚筋炎では皮疹は通常週単位で徐々に変化する）が疑われるが，眼瞼浮腫，上眼瞼の皮疹がないので皮膚筋炎の可能性は低い．血液検査の結果と合わせ，SLEと診断した．

　症例bはびまん性の紅斑であり，血行性の起炎性原因による血管や血管周囲の炎症による皮膚炎の可能性は否定的である．また，毛囊性の痤瘡様丘疹も紅斑の上にみられること，ステロイド外用が断続的にあったこと，血液検査に異常がないことから酒皶様皮膚炎と診断できた．

鑑別症例演習 ❹　（図133）

　30歳台，男性．数年前から顔面の紅斑が徐々に拡大して，数軒の皮膚科医で診療してもらったが改善がなく，また診断名を言われていない．

Question

・この臨床写真を見て，どう考えるか？

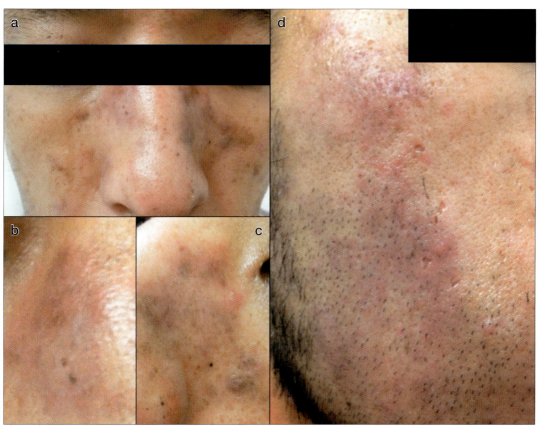

図133

Answer

円板状狼瘡（discoid lupus erythematosus，DLE）

解説

図133に示す臨床では，全体として蝶形紅斑を形成している．紅斑には鱗屑，痂皮がなく，表皮主体の疾患（アレルギー性接触皮膚炎，脂漏性皮膚炎，一次刺激性皮膚炎）は否定される．

鼻梁部左側面から頬部にかけてみられる紅斑はほぼ環状で，辺縁に小斑状の淡い紅斑が並び，それぞれ紅斑の中央部は軽度灰褐色調の色素沈着が認められる．これらの小斑状紅斑が取り囲む中央部は，皮膚の肌理が消失しやや陥凹して瘢痕様にも見られる．この所見は基底細胞の液状変性とインターフェース（表皮真皮接合部）にリンパ球を主体とした炎症があることを示唆している．

鼻梁部右側面から頬部にも若干軽度ではあるが同様な所見がある．一方，右頬部被髪部に近い皮膚に網目状に配列する紫紅色調の小紅斑の集簇局面が見られる．これらの配列は2〜3カ月以上続いていることと合わせると血管周囲のリンパ球浸潤を伴う血管病変を示唆している．またこれらのなかの一部の紅斑の中央に痤瘡治癒後に見られるような点状陥凹（図133d，毛孔の角栓が抜けてできたと推察）があり，痤瘡ではない（痤瘡のように丘疹の盛り上がりがない）が毛嚢炎の存在を示唆している．以上，DLEの特徴であるインターフェースの皮膚炎（基底細胞の液状変性），血管病変（血管周囲の炎症），毛嚢炎が皮膚所見から推察できることから，円板状狼瘡，SLEが疑われる．血液検査で抗核抗体80倍以外異常がないことと合わせて円板状狼瘡と診断した．

鑑別症例演習 ❺　（図134）

40歳台，男性．数カ月前から膝・肘・指関節背部に，紅斑とびらんおよび水疱が見られるようになった．かなりの痒みを伴っている．

Question

・この臨床写真を見て，どう考えるか？

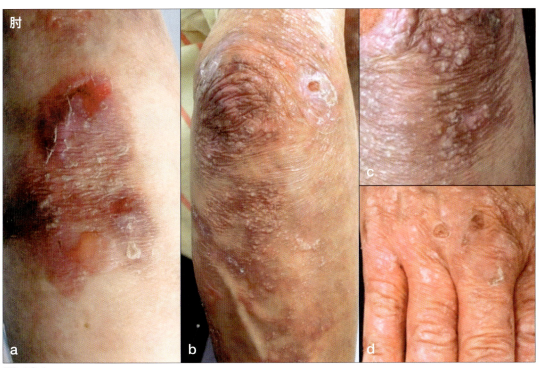

図134

第7章 付録 鑑別症例演習

Answer

後天性表皮水疱症

図135

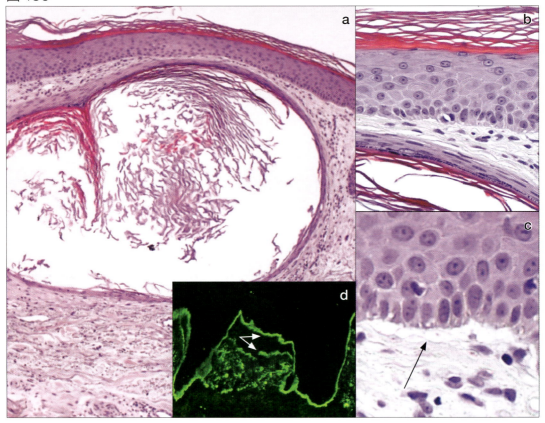

解説

　図134の臨床像では，水疱が治癒したとみられる瘢痕様部位に多数の稗粒腫（白色の砂粒大の丘疹様微小皮疹）が集簇して見られる．これは水疱（組織的に裂隙）が基底膜下で生じ，瘢痕を形成する部位にあることを示唆している．40歳台になって発症したことと考え合わせ，以上の臨床からは後天性表皮水疱症が疑われる．

　類天疱瘡では水疱は基底膜の上（基底膜と基底細胞の間）で起きるため瘢痕はできないし，稗粒腫もほとんどできないので一応は否定される．

　病理組織所見（図135）では，白色顆粒状皮疹は囊の内腔に角質が層状に見られ，囊胞の壁は扁平な有棘細胞と顆粒細胞，層状の角質細胞からなっており，稗粒腫であることがわかる．一方，図135c組織像では表皮基底細胞直下に裂隙（矢印）が見られる．また，蛍光抗体直接法による抗IgG抗体染色では，IgGは水疱の表皮側と真皮側の両者に沈着してる（図135d矢印：通常は真皮側のみが多い）ことから，基底膜下，VII型コラーゲンの分布領域で裂隙ができていることを示している．また，患者血清中から抗VII型コラーゲン抗体が免疫ブロットで検出された．これらの所見は臨床からの診断である後天性表皮水疱症を確信させる．

鑑別症例演習 ❻ （図136）

　70歳台，女性で1カ月ほど前から痒い蕁麻疹様紅斑，滲出性紅斑が出現し，徐々に拡大した．最近では紅斑の上に緊満性の水疱が多発するようになった．

Question

・この臨床写真を見て，どう考えるか？

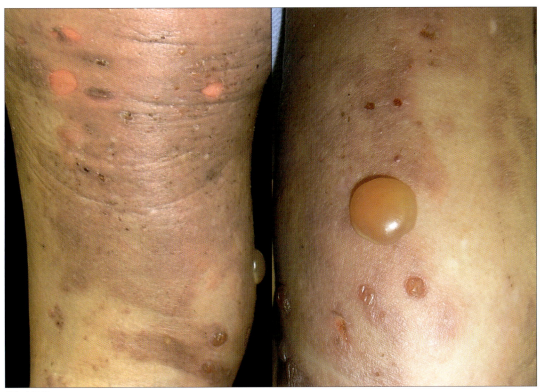

図136

Answer

水疱性類天疱瘡

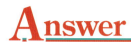

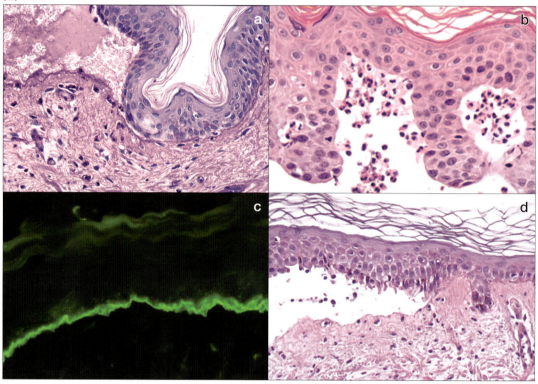

解　説

　図 136 の臨床像（緊満性水疱の多発）とこれらの臨床経過（蕁麻疹様紅斑，滲出性紅斑が先に出た）と所見からは，水疱性類天疱瘡がもっとも疑われる．この症例では表皮下水疱，表皮真皮境界に IgG の沈着が蛍光抗体直接法で認められ（図 137），かつ，流血中の抗 BP180 抗体が ELISA で確認され，水疱性類天疱瘡と診断された．

　病理組織所見（図 137）は別の類天疱瘡患者の組織像であるが，水疱性類天疱瘡では PAS 染色（図 137a）で水疱は基底膜と基底細胞との間に表皮下水疱が認められる．したがって，表皮細胞間の接着には障害がなく，表皮シート構造は保たれ表皮下の水疱は緊満性水疱になる．好酸球の浸潤が強いことが多い（図 137b）．基底細胞は通常図 137a，b に示すように壊れないが，図 137d のように壊れていることも稀ではない．蛍光抗体直接法で表皮真皮境界に線状に IgG の沈着が認められる（図 137c）．

鑑別症例演習 7 (図138)

　a〜cの症例の水疱はすべて足に生じた緊満性の水疱であり，dの水疱と視診上では変わらない所見を呈している．紅斑も伴っている．a，b，cは足のみに出現し，dでは全身に紅斑，水疱がみられる．dは水疱性類天疱瘡と診断された．

Question

・症例a〜cの水疱をどのように考えるか？
・鑑別診断は何があげられるか？

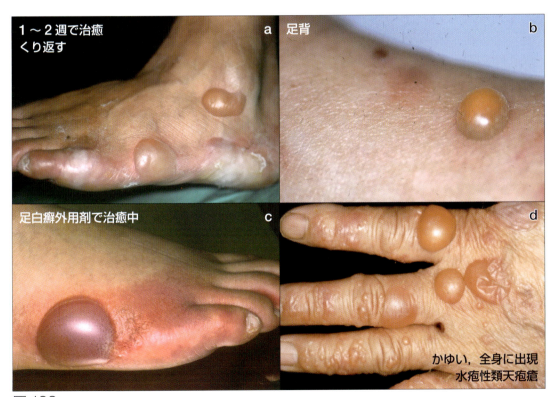

図138

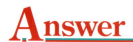

a：糖尿病性水疱
b：虫刺症（ネコノミ刺症）
c：抗真菌薬による接触皮膚炎

解 説

　すべて緊満性水疱であるので表皮内は正常で表皮下水疱が疑われる．

　図138aでは足の摩擦する部位にのみに水疱ができている．血液検査で糖尿病と診断されたことも合わせて，糖尿病性の水疱と診断した．

　図138bでは下腿においてのみ，虫刺症に見られる単純痒疹と水疱が見られ，猫を飼っていることからネコノミ刺症と診断した．

　図138cでは足白癬の治療中に民間薬の抗真菌外用薬を使用して数日後に紅斑とほてり，痒みとともに集簇した微小水疱に混じって拇指頭大の緊満性水疱ができた．表皮内に生じた重症の海綿状態による水疱であるが，足底・足側部では角層が厚いので緊満性水疱になるので注意を要する．抗真菌薬による接触皮膚炎と診断した．

　これらの緊満性水疱は病歴，水疱形成の数，水疱形成部位，血液検査結果などから類天疱瘡の可能性は低いと考え，他の原因を鑑別診断すれば間違えない．念のため，生検よる組織診断，抗BP180IgG ELISAの検査によって確認することも必要であろう．

鑑別症例演習 ❽ (図139)

　30歳台女性で，EBウイルス感染による発熱中に体幹部からに単純痒疹と診断された痒疹が多発してきた．ステロイド軟膏外用，抗アレルギー薬内服でも痒みはおさまらなかった．1カ月後に痒疹様皮疹は下肢に拡がり，体幹部は治癒してきたところで来院された．

Question

・皮疹をどう考え，診断するか？

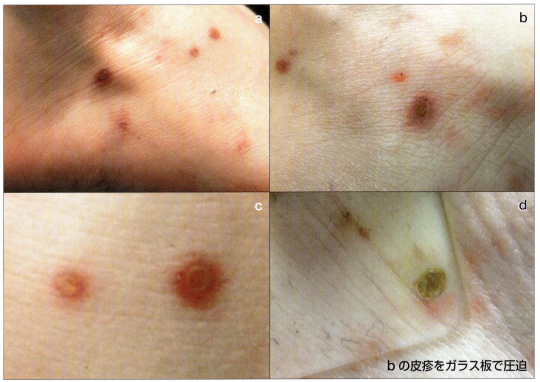

b の皮疹をガラス板で圧迫

図 139

Answer

反応性穿孔性膠原線維症

図 140

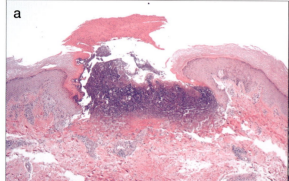
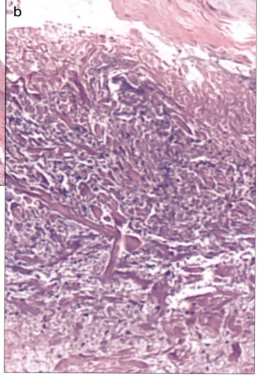

解説

　図 139 の臨床像にあるように，皮疹は真円形で中央に痂皮ないしは鱗屑が付着しており，この痂皮には赤血球成分は含まれず（生物学的反応として表皮が陥入して生じる反応を示唆する），ガラス板圧によって赤色調は消褪した（これにより血管炎は否定される．図 139d）．痒疹では痂皮が真円形でないこと，痂皮に赤血球成分が含まれて赤色調である（搔破による血痂であるから）が，この症例ではこれらが認められない．以上の臨床から，反応性穿孔性膠原線維症が疑われる．病理組織所見（図 140）では，膠原線維が潰瘍表面に向かって立ち上がったように排出されていることが確認できる．潰瘍を取り囲む表皮縁はカーブを示しながら真皮に陥入しているので環状堤防状構造を呈する．以上から反応性穿孔性膠原線維症と診断された．

　反応性穿孔性膠原線維症では糖尿病が原因であることが多いが，本症例では糖尿病がなく，病歴上 EB ウイルス感染の症状と一致して出現し，消失したので，EB ウイルスが原因であるかもしれない．

鑑別症例演習 ❾ （図141）

80歳台，男性で，数ヵ月前から，痒みのあるドーナツ状で中心に陥凹，白色調の痂皮様物質の付着を伴った皮疹が多数，全身に生じた．糖尿病の合併はなかった．

Question

・この皮疹をどう考えるか？

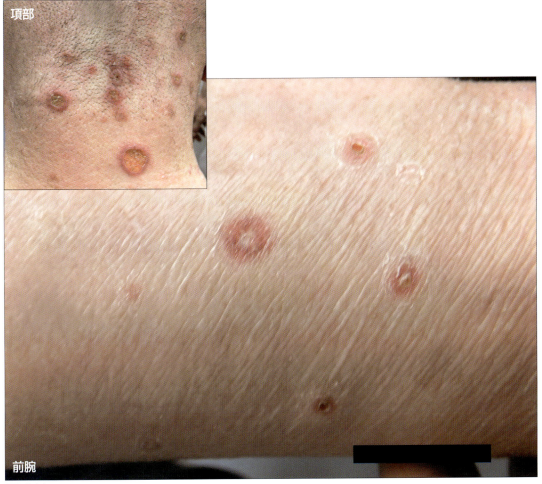

図141

第7章 付録 鑑別症例演習

Answer

反応性穿孔性膠原線維症（背景に悪性リンパ腫あり）

図142

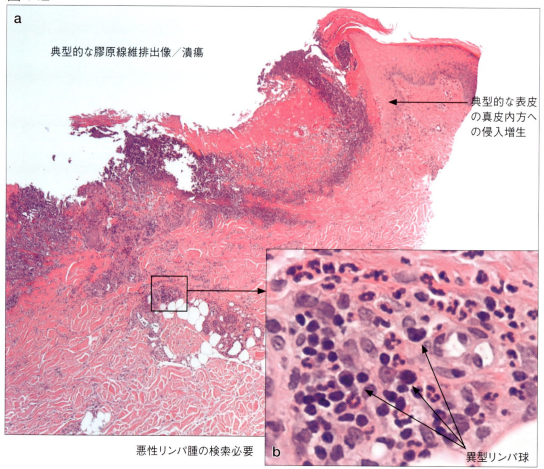

a：典型的な膠原線維排出像／潰瘍／典型的な表皮の真皮内方への侵入増生
b：悪性リンパ腫の検索必要／異型リンパ球

解説

　図141の臨床像を観察すると，真円形であること，辺縁が均一に盛り上がったドーナツ状であること，中心の白色痂皮〜角質様物質が赤血球成分を含んでいないことから，反応性穿孔性膠原線維症と診断できる．

　病理組織像（図142a）でも典型的に皮疹辺縁から表皮が真皮内に陥入し，中央に膠原線維の排出像が認められ，反応性穿孔性膠原線維症と診断できた．ただ，通常この疾患では見られない真皮深層と皮下脂肪の境に細胞浸潤が見られるのでよく観察すると，図142bに示すように異型リンパ球が少数ながら認められた．リンフォーマを疑い，経過を見たところ2カ月後に悪性リンパ腫を臨床的に発症した．

　このような例の2例を経験しており，反応性穿孔性膠原線維症には悪性リンパ腫が合併していることが稀ながら存在すると思われる．

鑑別症例演習 ⑩ （図143）

症例a, bとも40歳台女性で, 図に示すような小結節が多発して, 痒みは強い.

Question

- この2症例の結節性痒疹様皮疹の基本的な違いは何か？「皮疹を因数分解」して, それぞれの所見を述べよ.
- 鑑別診断は何か？

症例a

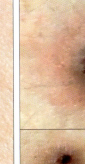

症例b

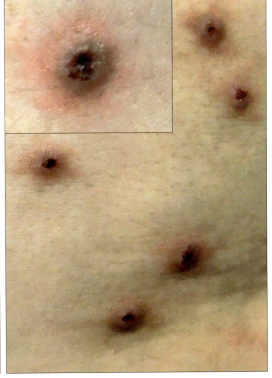

図143

Answer

a：反応性穿孔性膠原線維症
b：結節性痒疹
それぞれの所見は，「解説」を参照．

解説

図143aは臨床像が示すように，数カ月前から痒みのあるドーナツ状の中心に陥凹，白色調痂皮様物質の付着がある皮疹が多数，全身に生じた．この症例の皮疹は「真円形であること，辺縁が均一な幅で盛り上がったドーナツ状であること」から，生体反応として形成された痂皮・丘疹であると判断できる．このことから，反応性穿孔性膠原線維症と診断できる．

一方図143bは，「丘疹自体はほぼ円形であるが中央の痂皮の辺縁がスムーズでなく，かつ一部は血痂となり引きちぎられたように見られ，かつ，ドーナツ様のスムーズな環状の縁が見られない」．すなわち，掻破によるアーチファクトとして生じた痂皮と判断できる．以上から結節性痒疹と診断される．

すなわち，痒疹様結節の中央の痂皮の形成状態を観察すれば，両者の鑑別には迷わないで済むのである．これらの診断は病理組織検査で確定診断された．

鑑別症例演習 11 (図144)

　本症例は70歳台男性で，数カ月前から数軒の皮膚科において多形慢性痒疹と言われ，ステロイド外用，抗ヒスタミン薬内服，2.5～5 mg/日プレドニゾロン内服などの治療を受けるが良くならないので来院された．

Question

・この症例の皮疹をどう考えるか？
・診断は何をあげるか？

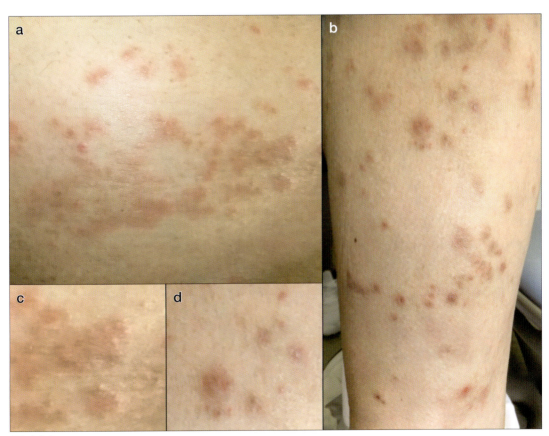

図144

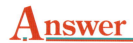

Answer

鑑別診断：色素性痒疹，多形慢性痒疹，単純痒疹
診断：色素性痒疹

図 145

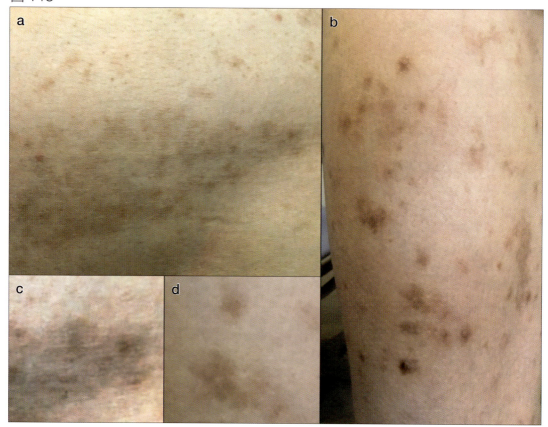

解説

　図 144 の臨床像が示すように，痒疹様皮疹は数個ずつ集簇し，その集簇集団は樹枝状，珊瑚状，粗大網目状に配列している．また，痒疹の頂上にはほとんど痂皮がない．単純痒疹，多形慢性痒疹の痒疹皮疹は不規則に分布し，少なくとも半数近くに丘疹の頂上に痂皮，血痂が見られるが，この症例ではその血痂がない．このこととステロイドの内服も効果が弱いことと合わせて色素性痒疹がもっとも疑われる．

　そこでミノサイクリンを 100 mg/ 日夕食後 1 回内服としたところ，3 週間後には図 145 に示すごとく紅色丘疹（痒疹様皮疹）は平坦化し色素沈着を網目状に残して消失した．前述の臨床とミノサイクリンに対する反応性から，本症例は色素性痒疹と診断できる．

　なぜ，痒疹様皮疹の皮疹は数個ずつ集簇しており，その集簇集団は樹枝状，珊瑚状，粗大網目状に配列しているかについては，第 3 章図 71 〜 74 の解説を参照されたい．

鑑別症例演習 12 (図146)

　50歳台，男性で数カ月前から腹部，背部，肩から上腕部にかけて図146 a, bのような痒疹ないしは膨疹様丘疹が粗大網目状ないしは樹枝状に配列し，強い痒みを持って出現した．だんだん範囲が拡大してきた．何人かの皮膚科医に診療してもらって，プレドニゾロンで2.5～5 mg/日の内服もしたが良くならないとのことで来院された．

Question

・皮疹の所見をどう考え，診断は何を考えるか？

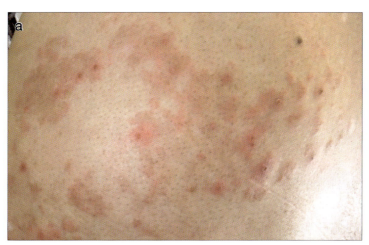

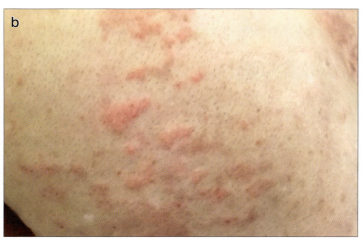

図146

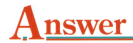

色素性痒疹（背景に糖尿病があった例）

図 147

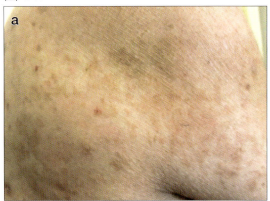
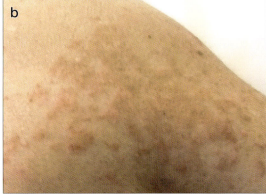

解 説

　図 146 a, b の臨床像が示すように，紅色丘疹にほとんど痂皮がないことと，配列が樹枝状珊瑚状，粗大網目状であること，さらにステロイド（プレドニゾロンで 2.5 ～ 5 mg/ 日）内服と外用でも効果がきわめて弱いとのことであったことを合わせて，色素性痒疹を疑った．そこで，ミノサイクリン 100mg/ 日夕食後一回で 2 週間後投与したところ，図 147 a, b に見られるように粗大網目状色素沈着を残して瘙痒も減弱した．ミノサイクリンで反応したことも合わせて色素性痒疹と診断した．

　色素性痒疹は 50 歳以上の高齢者に多く見られる．また，しばしば糖尿病の合併があり，糖尿病の治療によりミノサイクリンの中止が早期に可能であった症例を多数経験している．

鑑別症例演習 13 （図148）

　症例a，bはともに当科初診の4カ月前，11月末から手湿疹ができた言うことで何人かの皮膚科医によってステロイド外用，保湿剤の治療を受けたが良くならないので来院された患者である．

Question

- これら2症例の臨床所見の違いは何か？「皮疹の因数分解」を参考に考えよ．
- 診断は何か？

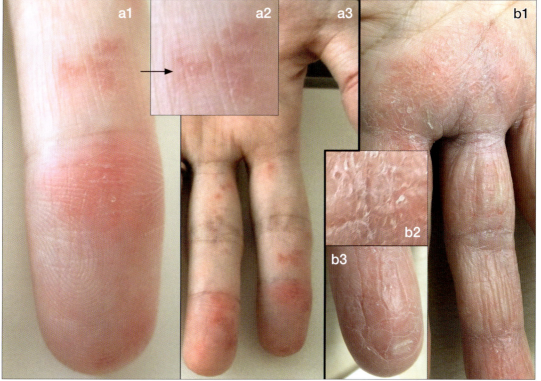

図148

Answer

a：SLE
b：手湿疹
皮疹の因数分解：「鱗屑のありなし」「鱗屑の形状」「表皮の変化」「紅斑の位置」

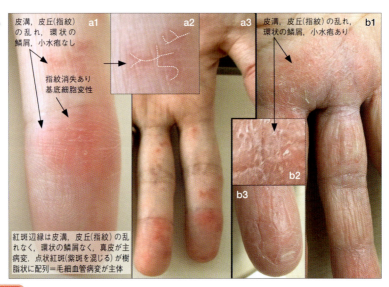

図148
（再掲：a2のみ一部改変）

解説

　図148の症例aの手指の末節部指腹に紅斑が認められる（a1, a3）が，その上に漿液性丘疹，点状痂皮，鱗屑は基本的に認められていない．このことから手湿疹は否定される．一方，手指の中枢よりに1 mm以下の鱗屑，痂皮を伴っていない点状紅斑（a1）が分枝状（樹枝状）に配列（本ページのa2）している．このことから血管病変の存在が示唆される．

　さらに紅斑の中心部では指紋が消失している．このことは先に真皮血管または血管周囲の病変が生じ，次いで表皮の病変（とくに基底細胞）が続発していることを示す．以上から，この手指の紅斑は血行性の原因による紅斑，薬疹，SLEなどを示唆する．発症が4カ月前で急速な変化はないことから，薬疹よりはSLEが疑われる．血液検査の結果と合わせてSLEと診断された．

　これに対して症例bの手指は末節部指腹から手掌にかけて紅斑が見られるが，紅斑の上に鱗屑（b1, b2），1 mm以下環状の鱗屑（b2）が多数認められる．1 mm以下環状の鱗屑（b2）は表皮内に点状海綿状態のあったことを示唆する（汗疱も表皮内に点状水疱ないしは海綿状態を作る）．指紋が消えてはいるがその外側にはほとんど紅斑がないから，表皮が主病変であることを示唆している．以上から手湿疹と診断できる．

　このように鱗屑のありなし，および鱗屑の形状，表皮の変化と紅斑の位置は紅斑の原因が血行性か表皮側から到達するかを示し，湿疹かどうかを明瞭に示すのである．

鑑別症例演習 ⑭ （図149）

　症例 a, b ともに数カ月前から手湿疹ができたということで何軒かの皮膚科医によってステロイド外用，保湿剤の治療を受けたが良くならないので来院された患者である．

Question

- この両者の皮疹の違いの要素を箇条書きにあげよ（皮疹の因数分解）．
- 「皮疹の因数分解」により病態を推察することによって，鑑別は何があがるか？

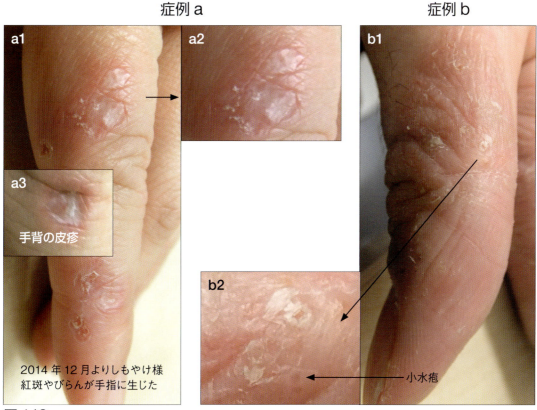

図 149

Answer

a：SLE
b：手湿疹
・「鱗屑のありなし」「鱗屑の形状（環状かそうでないか）」に注目する．

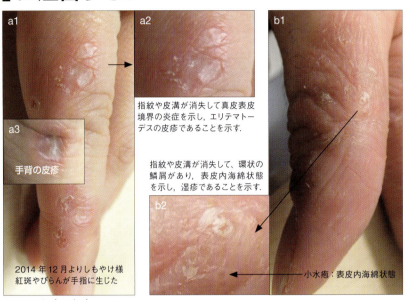

図149（再掲）

解　説

　図149の症例 a の手指の側面，背面に直径5 mm ほどの点状～小斑状の紅斑が多数認められる（a1～3）．一部では集簇した紅斑になっている（a1，a3）．小斑状の紅斑の中心では皮膚表面の肌理が消失し，灰白色の角層となっている（a3）．このような小斑が集簇している．この所見は表皮真皮境界の炎症と基底細胞の液状変性を示唆している（→第1章図5～10参照）．また，その上に漿液性丘疹，点状痂皮，鱗屑は基本認められていない．このことから手湿疹は否定される．以上の所見は内因性の紅斑で基底細胞の液状変性とインターフェース（表皮真皮接合部）のリンパ球浸潤を示唆し，SLE，DLE，皮膚筋炎が疑われる．血液検査と生検によって確定診断をする必要がある．この症例は SLE であった．

　これに対して症例 b の手指は末節部指腹から指側面にかけて紅斑と 1 mm 以下環状の鱗屑（b1，b2）が多数認められる．前述したように 1 mm 以下の環状の鱗屑（b2）は表皮内に点状海綿状態のあったことを示唆する．以上から手湿疹と診断できる．

　このように鱗屑のありなし，鱗屑の形状（環状かそうでないか）は，紅斑の原因が血行性か表皮側から到達するかを示し，湿疹かどうかを明瞭に示す．

（鑑別演習 14： 解説 の続き）

アレルギー性接触皮膚炎と膠原病/薬疹/ウイルス感染などの皮疹の基本的な違い

図 150

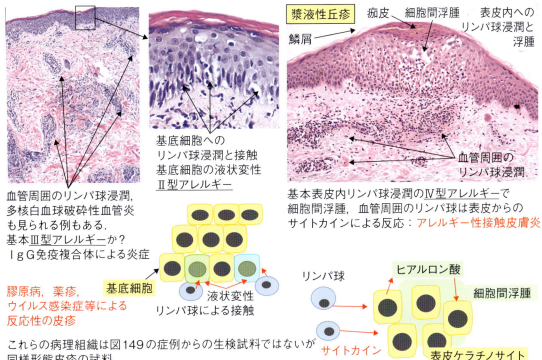

図 150：血液中に抗原や起炎物質が流れている疾患，すなわち膠原病/薬疹/ウイルス感染などの皮疹では，真皮においては免疫複合体が真皮血管に付着し補体を活性化し，主としてアレルギー性皮膚血管炎，蕁麻疹様血管炎，血管炎には至らないが同様な範疇に入る血管関与の炎症を伴う（Ⅲ型のアレルギー）．

これらの疾患における皮疹の所見上の浮腫や滲出性の紅斑は，主にこの機序による真皮内の浮腫による．従って，爪甲大以下の紅斑，浸潤を伴う紅斑は真皮の血管叢に沿って粗大網目状，樹枝状に配列する（図 148 a1〜3）．鱗屑や痂皮は原則として伴わない（図 148 a1〜3）．同時あるいは数日〜数週以上遅れて生じる表皮病変は，表皮ケラチノサイトの個細胞壊死，とくに膠原病では基底細胞の液状変性（Ⅱ型アレルギー）である．基底細胞の液状変性を伴う例（膠原病や苔癬型の薬疹）では有棘細胞の供給が遅れるので顆粒層が肥厚し，角層がコンパクトになる（図 148a, 149a1, a2）．従って，皮膚表面の肌理の消失した厚い角質層・鱗屑が認められる．これらの機序から図 148a, 149 a1, a2 に示す所見となる．

一方，表皮表面から抗原が付着して起きるア

レルギー性接触皮膚炎はアレルゲン接触後48時間で表皮内点状海綿状（細胞間浮腫）を生じる．もちろん，表皮内リンパ球，ケラチノサイトから炎症性のサイトカインが放出されるので，これに先立ち真皮毛細血管周囲のリンパ球浸潤と血管拡張が生じ，接触部位を中心に紅斑を形成する．この紅斑は融合するので点状にならないことも多い（原則的に丘疹は融合しない）．従って，図148 b1-3，149 b1，b2に示すように0.5 mm以下の点状痂皮とそれを取り囲む環状（0.5～1 mm）の鱗屑ができる．細胞間浮腫（海綿状態）は表皮内リンパ球から放出されるサイトカインによってパラクライン的に近接するケラチノサイトのヒアルロン酸合成酵素を刺激してヒアルロン酸を分泌させ，表皮細胞間に水を確保しマイクロドメインに点状浮腫（海綿状態）を生じる．

院長コラム 13

思考の停止

　若い医師になぜこの診断でこの患者さんを治療しているかを聞くと，こういう条件で最終診断にしたので標準治療していますと言うことが時々ある．治療がうまくいっていなくても，そういうこともあるということになっている．

　確定診断をつけたら，そこで思考は停止する．その診断をつけるとき，たとえば診断に必要な条件5項目のうち1項目が不完全に合致しているとき，「そういう例もあるだろう」としてしまっていると，そこで思考は停止する．「この症例はかなり特異的であるが，そのような症例報告があったから」，と言う

ことで思考を停止している．

　とくに注意すべきは，こういった思考の停止が起きないようにすることである．とくに，自分のようにもっとも年長の医師が決断したら，医局での思考はそこで停止する可能性が高い．自分の患者さんを見ていると，過去のカルテ記載から，自分の思考がこの時点で停止していたため，この患者さんの治りが悪かったと気づくことが時にある．思考の停止に気づかないで普通に診療している自分があるかもしれないと思うと，恐ろしいと気づくときがある．

鑑別症例演習 15 （図151）

　　a～cの手掌紅斑はいずれも数カ月前から発症し，痒みなどの自覚症状はない．

Question

- このような紅斑について，視診所見からどう考えるか？

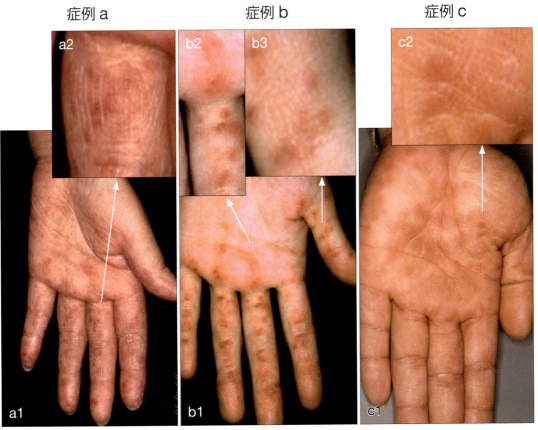

図151

Answer

a：SLE
b：皮膚筋炎
c：梅毒2期疹

解　説

　これら3症例に共通して紅斑の上に漿液性丘疹，点状痂皮，環状鱗屑は基本的に認められていないので，3症例ともに手湿疹は否定される．すると，紅斑の原因は血行性に皮膚に到達したことになる．

　図151aは手掌全体に直径5mmほどの紅斑が多発している．これらの紅斑は一見ランダムに分布しているように見えるが，図151 a2（矢印）に見られるように分枝状配列をして，やはり血行性の原因と考えられ，手掌の外力の当たるところに好発していないので（好発すると皮膚筋炎，図151b）SLEがもっとも疑われ（薬疹やウイルス感染症関連の皮疹は日にち単位で皮疹が経過するが，本症例の経過が数カ月もあることから可能性は低い），紅斑の病理組織診断と血液検査の結果かからSLEと確定診断できた症例である．

　図151bでは紅斑自体はほぼ図151aと同様であるが，分布が手指の関節部骨の当たる部分に紅斑が点線状配列に出ており，特異な分布をしている（逆ゴットロン徴候）．このように摩擦部に角質肥厚を伴った紅斑は基底細胞の液状変性が顕著であることを示唆しているので，SLEより皮膚筋炎を疑わせる．また，図151 b3の所見では分枝状～樹枝状に配列し血管病変の関与が示唆される（図148 a2の所見に類似，参照のこと）ことからも皮膚筋炎がもっとも疑われ，病理組織診断（紅斑部皮膚と筋肉）と血液検査の結果から皮膚筋炎が診断された．

　図151cの紅斑は小指爪甲大の紅斑が手掌全体に一部重なりながら分布している所見が認められる．紅斑部の皮膚表面は指紋が消失し，角層が厚く（乾癬様ともいえる．梅毒性乾癬ともいうが，乾癬ではない）なっていると推察される．以上の臨床所見から手湿疹，SLE，皮膚筋炎が否定され，時間～日にち単位で出現したわけではないので薬疹，ウイルス感染も否定される．このような手掌における角質の厚くなった爪甲大の紅斑の多発の場合は梅毒を疑って（これはこう暗記するより他はないが），血液検査を行うことにしている．血液検査結果と手掌の生検組織診断と合わせて，梅毒の2期疹と診断された．

おわりに

　ここに述べた皮疹の診方は，長年の皮膚科専門医教育において，考案してきたものである．皮膚科診断の実力を得るには，思考過程を必要としないパターン認識診断（暗黙知診断）による診断眼の獲得では，多数の紹介患者を診ることのできる大学病院あるいはこれ匹敵する大病院皮膚科での 10 ～ 20 年の経験を要する．これを少しでも速く修得するにはどうしたらよいか．この視点から本書で記述した「皮疹の診方のロジック」を組み立ててみた．また，20 年皮膚科医を経験しても自信が持てない症例に多く当たる．これを，「皮疹を"因数分解"して，ロジックを立てれば，いろいろ修飾された皮疹も自信を持って診断できる」と考え，これを本書でまとめた．なお，ここで例示した症例は，診断のロジックを考えるために，普通によく見られる疾患ではあるが，前医の診療に不満を持たれてセカンドオピニオン外来に来られた患者の見過ごしがちな皮疹でもある．したがって，皮膚科医としては診断しないといけない重要な稀少皮膚疾患については本書では触れていないが，皮疹の診方のロジックは同じである．

　ここでのロジックは臨床における皮疹と病理組織所見に時間軸を入れて動的な視点で統合した結果である．さらに細胞生物学，分子生物学的視点も診断に重要と考えられる内容については概略に触れながらまとめた．そのロジックには推測の域を出ない部分が多く含まれているが，読者自身が取捨選択されること，あるいは証明されることを期したい．

謝辞

● ● ●

　本書に掲載した症例は自治医科大学皮膚科時代の10 年間，岐阜大学医学部皮膚科学教室教授時代 15年間および現在の木沢記念病院 10 年間における症例である．当時の自治医科大学皮膚科，岐阜大学医学部皮膚科学教室，附属病院皮膚科医師の諸氏，並びに，木沢記念病院皮膚科神谷秀喜部長をはじめとする各医師，並びに，木沢記念病院病理診断センター山田鉄也センター長，病理診断科松永研吾部長，杉山誠治医師等多くの医師のご協力により，本書をまとめることができたものであり，心より感謝申し上げる．

　なお，この書は自分にとっては初めての単著であり，医学部卒業後 50 年間の基礎医学・臨床医学の集積であり，また，図らずも結婚 50 年周年に当たり，著者を支えてくれた妻淑子の内助の功として捧げる．

　本書をまとめるきっかけを与えていただき，さらに，本書の構成と編集に多大なご尽力を頂いた学研メディカル秀潤社編集長の宇喜多具家氏に深謝申し上げる．

■索引

記号

Ⅲ型アレルギー	183

欧文

DLE	142
EB ウイルス	170
necrobiosis	149
palpable purpura	100
shoulder parakeratosis	42
SLE	23, **139-141**, 160, 180, 182, 186
Sweet 病	26

あ行

亜急性痒疹	78, 82
悪性リンパ腫	172
圧蕁麻疹	110-111
アナフィラクトイド紫斑	92, **100**
アレルギー性接触皮膚炎	**30-38**
栄養障害型表皮水疱症	134
液状変性	23, 139, 142

か行

海綿状態	32
点状（スポット）—	32, 37, 180,182
好酸球性—	123, 126
角化	**14**
角質層	14
貨幣状湿疹	44
逆ゴットロン徴候	**148**, 186
菌状息肉症	**64-71**
緊満性の水疱	120, 166, 168
経皮感作	31
化粧品	144
結節性痒疹	82, 83, 130, 174
結節性類天疱瘡	**130**
血栓性静脈炎	103, 113, 115
ケブネル現象	85, 117
ケラチノサイト	12
限局性強皮症	115
限局性類天疱瘡	136

後天性表皮水疱症

後天性表皮水疱症	**133**, 164
好中球性微小膿瘍	131, 132
コーニファイドエンベロープ	15
コゴイの海綿状膿疱	48
ゴットロン徴候	**24**, 142
コルネオデスモソーム	16, 18, 156
コンパクト角層	**18**, 20, 27, 55, 183

さ行

サルコイドーシス	115
色素性痒疹	**86-87**, 92, 176, 178
老人型の—	95
湿った鱗屑	41
酒皶様皮膚炎	**50-55**, 160
漿液性丘疹	**30**, 34, 65
小水疱型類天疱瘡	135
掌蹠膿疱症	76
静脈うっ滞	113
脂漏性皮膚炎	**39**, 158
神経皮膚炎	98
尋常性乾癬	27
尋常性天疱瘡	**121**
真皮皮下血管叢	**102**
蕁麻疹	**104-111**
蕁麻疹様血管炎	**105-109**
水疱性類天疱瘡	**128**, 166
スロープ	56
接触皮膚炎	168
線状 IgA 水疱症	**131**
全身性アミロイドーシス	117
爪囲紅斑	141
増殖性天疱瘡	**124**

た行

ダイエット	86
大理石様皮斑	**102-103**
多形滲出性紅斑	25
多形慢性痒疹	95, 176
弛緩性の水疱	120
虫刺症	168
中毒性表皮壊死症	127
蝶形紅斑	147, 159

189

索 引

手湿疹‥‥‥‥‥‥‥‥‥‥‥‥‥‥‥‥ 180, 182
デスモソーム‥‥‥‥‥‥‥‥‥‥‥‥‥‥‥ 18
点状痂皮‥‥‥‥‥‥‥‥‥‥‥‥‥ 30, 36, 65
天疱瘡‥‥‥‥‥‥‥‥‥‥‥‥‥‥‥‥‥ **121**
糖尿病‥‥‥‥‥‥‥‥‥ 84, 86, **149**, 178
糖尿病性水疱‥‥‥‥‥‥‥‥‥‥‥‥‥ 168
ドーナツ状‥‥‥‥‥‥‥‥‥ 84, 172, 174

な行

ニコルスキー現象‥‥‥‥‥‥‥‥‥‥‥ 123
乳頭下血管叢‥‥‥‥‥‥‥‥‥‥ 92, **100**
妊娠性疱疹‥‥‥‥‥‥‥‥‥‥‥‥‥ **129**
ネコノミ‥‥‥‥‥‥‥‥‥‥‥‥‥‥‥ 168

は行

梅毒2期疹　‥‥‥‥‥‥‥‥‥‥‥‥‥ 186
稗粒腫‥‥‥‥‥‥‥‥‥‥‥‥‥‥ 134, 164
白癬‥‥‥‥‥‥‥‥‥‥‥‥‥**72-79**, 156
バザン硬結性紅斑‥‥‥‥‥‥‥‥‥‥‥ 115
播種状環状肉芽腫‥‥‥‥‥‥‥‥‥‥‥ 149
バスケットウィーヴ角層‥‥‥‥‥‥ **18**, 20, 45, 55
斑状類乾癬‥‥‥‥‥‥‥‥‥‥‥‥‥‥ 67
反応性穿孔性膠原線維症
‥‥‥‥‥‥‥‥‥ **84-85**, 149, 170, 172, 174
皮脂欠乏性皮膚炎‥‥‥‥‥‥‥‥‥‥ **44**
ビダール苔癬‥‥‥‥‥‥‥‥‥‥‥‥‥ 98
皮膚アミロイドーシス‥‥‥‥‥‥‥‥‥ 117
皮膚アレルギー性血管炎‥‥‥‥‥‥‥ **100-101**
皮膚型結節性多発動脈炎‥‥‥‥‥‥ 103, 112
皮膚筋炎‥‥‥‥‥‥‥‥ 24, **141-146**, 186
皮膚描記症‥‥‥‥‥‥‥‥‥‥‥‥‥ 110
表在性血栓性静脈炎‥‥‥‥‥‥‥‥‥ 113

不全角化‥‥‥‥‥‥‥‥‥‥‥‥‥‥ **15**
分枝状皮斑‥‥‥‥‥‥‥‥‥‥‥‥‥ **103**
ヘミデスモソーム‥‥‥‥‥‥‥‥ 16, 128
ヘルペス様‥‥‥‥‥‥‥‥‥‥‥ 123, 126
扁平苔癬‥‥‥‥‥‥‥‥‥‥‥‥‥ 21, 87
蜂窩織炎‥‥‥‥‥‥‥‥‥‥‥‥‥‥ 113
疱疹状天疱瘡‥‥‥‥‥‥‥‥‥ **123**, 126
疱疹状皮膚炎‥‥‥‥‥‥‥‥‥‥‥ **132**

ま行

末梢係蹄（capillary loop）‥‥‥‥‥ 100, 102
マラセチア‥‥‥‥‥‥‥‥‥‥‥‥‥‥ 40
慢性湿疹‥‥‥‥‥‥‥‥‥‥‥‥‥‥‥ 98
メカニックハンド‥‥‥‥‥‥‥‥ **24**, 142
免疫複合体‥‥‥‥‥ 100-110, 120, 132, 183
毛囊性丘疹‥‥‥‥‥‥‥‥‥‥‥ 42, 160
毛囊虫‥‥‥‥‥‥‥‥‥‥‥‥‥‥‥ 63
モルフェア‥‥‥‥‥‥‥‥‥‥‥ 115, 116

や行

薬疹‥‥‥‥‥‥‥‥‥‥‥‥‥‥‥‥ 183
痒疹‥‥‥‥‥‥‥‥‥‥‥‥‥‥‥‥ **82**

ら行

落屑‥‥‥‥‥‥‥‥‥‥‥‥‥‥‥‥ **14**
落葉状天疱瘡‥‥‥‥‥‥‥‥‥‥‥ **125**
ランゲルハンス細胞‥‥‥‥‥‥‥‥‥ 35
リベド皮斑‥‥‥‥‥‥‥‥‥‥‥ **102-103**
リポイド類壊死症‥‥‥‥‥‥‥‥ 115, 149
鱗屑‥‥‥‥‥‥‥‥‥‥‥‥‥‥‥‥ **14**
類天疱瘡‥‥‥‥‥‥‥‥‥‥‥‥‥ **128**

皮疹の因数分解・ロジック診断
まぎらわしい炎症性の皮疹を絶対に見間違えない方法

2018 年 11 月　5 日　　第 1 版第 1 刷発行
2019 年　4 月 26 日　　第 1 版第 2 刷発行

著　者　　北島康雄
　　　　　きたじまやすお

発行人　　影山博之
編集人　　向井直人
（企画編集）　宇喜多具家
発行所　　株式会社 学研メディカル秀潤社
　　　　　〒 141-8414 東京都品川区西五反田 2-11-8
発売元　　株式会社 学研プラス
　　　　　〒 141-8415 東京都品川区西五反田 2-11-8
印刷・製本　　株式会社 真興社

この本に関する各種お問い合わせ
【電話の場合】●編集内容については Tel. 03-6431-1211（編集部）
　　　　　　　●在庫については Tel. 03-6431-1234（営業部）
　　　　　　　●不良品（落丁・乱丁）については Tel 0570-000577
　　　　　　　　学研業務センター
　　　　　　　　〒 354-0045 埼玉県入間郡三芳町上富 279-1
　　　　　　　●上記以外のお問い合わせは Tel 03-6431-1002（学研お客様センター）
【文書の場合】●〒 141-8418　東京都品川区西五反田 2-11-8
　　　　　　　　学研お客様センター『皮疹の因数分解・ロジック診断』係

©Yasuo Kitajima 2018 Printed in Japan.
●ショメイ：ヒシンノインスウブンカイ　ロジックシンダン　マギラワシイエンショウセイノヒシンヲゼッタイニミマチガエナイホウホウ

本書の無断転載，複製，頒布，公衆送信，翻訳，翻案等を禁じます．
本書に掲載する著作物の複製権・翻訳権・上映権・譲渡権・公衆送信権（送信可能化権を含む）は株式会社 学研メディカル秀潤社が管理します．
本書を代行業者等の第三者に依頼してスキャンやデジタル化することは，たとえ個人や家庭内の利用であっても，著作権法上，認められておりません．
学研メディカル秀潤社の書籍・雑誌についての新刊情報・詳細情報は，下記をご覧ください．
https://gakken-mesh.jp/

JCOPY 〈出版者著作権管理機構委託出版物〉
本書の無断複写は著作権法上での例外を除き禁じられています．複写される場合は，そのつど事前に，
出版者著作権管理機構（電話 03-5244-5088，FAX 03-5244-5089，e-mail: info@jcopy.or.jp）の許諾を得てください．

装幀：花本浩一（株式会社麒麟三隻館），DTP・本文デザイン：永山浩司（株式会社 麒麟三隻館），株式会社 真興社，
有限会社 ブルーインク，協力：池内美佳子